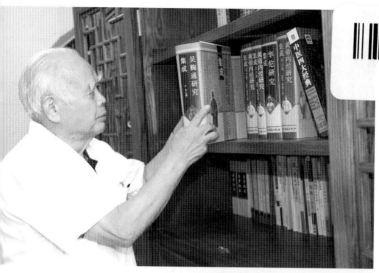

严冰教授

江苏省名中医

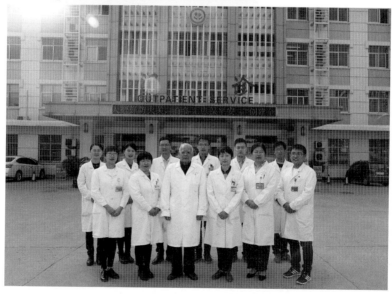

淮安市中医院叶春晖院长与严冰传承工作室成员合影

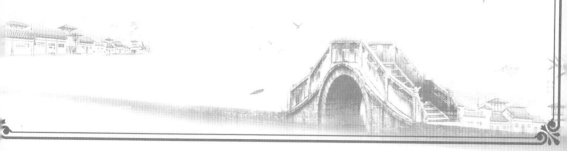

前排左起：张红颖　王素芹　严　冰　叶春晖　严晓枫　李京民

后排左起：张芳芳　翟雪珍　殷学超　李培银　卢殿强　严　昊

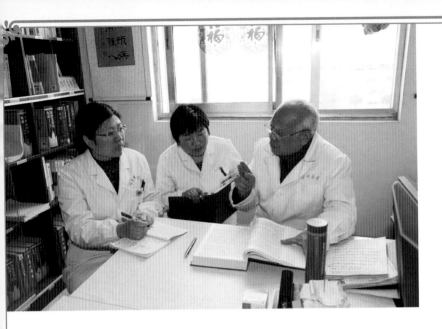

严冰教授为在读博士生讲授经典

左起：严晓枫　王素芹

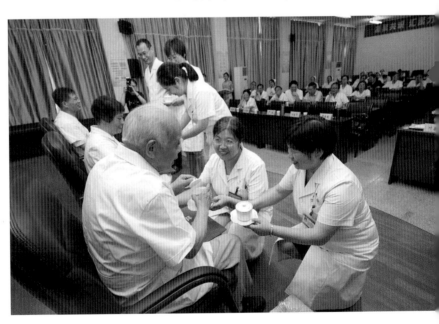

严晓枫、王素芹向严冰老师敬拜师茶

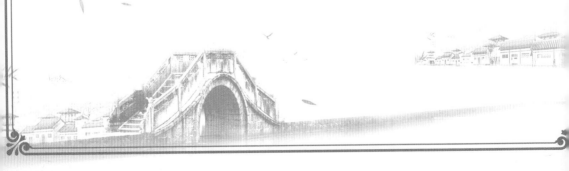

# 跟师名中医经验录

## ——严冰临床用药经验

主　编　严晓枫

副主编　王素芹

主　审　严　冰

东南大学出版社

SOUTHEAST UNIVERSITY PRESS

·南京·

## 内容提要

江苏省名中医、全国老中医药专家学术经验指导老师严冰教授从事中医临床以及兼职带教工作50多年,学验俱丰。就用药而言,他是淮上用药味数最多的一位老中医。从他在"三指堂"中医门诊部的用药统计看,高达436味,本书选择105味药,从六个方面进行探索:一、首先"溯本求源",指出每味药的出处、性味归经、功效用量,阐述为宗,升降浮沉顺应其中,以此指导临床用药;二、根据功效,指出是药临床主治的主病主证,为临床首选药指出目标,主次分明,即有什么样的证(病),首选什么样的药;三、应用指征:从辨证观着手,指出是药的主治指征,即症状,为优选药提供支撑;四、配伍应用:活水有源头,演绎在临床,临床病不变,证变、证不变,症变,药随症变,权在配伍,配伍应用根据严老的临床用药思路,即整体观、优选观、协同观、制约观、量变观,五为一体,进行探索,加以整理,以示读者;五、临床注意:独具匠心,非以"一律慎用""忌用"等一语代之,当细则细,以防用药不慎带来弊端;六、按语:不求统一,但求其实,书中所述未完,事关疗效,事关生命,当言则言,言则到位。末附歌赋及现代对中药的药理研究,以供参考。

## 图书在版编目(CIP)数据

跟师名中医经验录:严冰临床用药经验 / 严晓枫主编.
— 南京 : 东南大学出版社,2019.11
ISBN 978 - 7 - 5641 - 8608 - 1

Ⅰ. ①跟… Ⅱ. ①严… Ⅲ. ①中药学-临床药学-经验-中国-现代 Ⅳ. ①R285.6

中国版本图书馆 CIP 数据核字(2019)第 239186 号

**跟师名中医经验录——严冰临床用药经验**
Genshi Mingzhongyi Jingyanlu—Yanbing Linchuang Yongyao Jingyan

主　　编　严晓枫
出版发行　东南大学出版社
出 版 人　江建中
责任编辑　陈潇潇
社　　址　南京市四牌楼 2 号
邮　　编　210096
网　　址　http://www.seupress.com

经　　销　新华书店
印　　刷　兴化印刷有限责任公司
开　　本　700 mm×1 000 mm　1/16
印　　张　14
字　　数　240 千字
版　　次　2019 年 11 月第 1 版
印　　次　2019 年 11 月第 1 次印刷
书　　号　ISBN 978 - 7 - 5641 - 8608 - 1
定　　价　48.00 元

* 本社图书若有印装质量问题,请直接与营销部联系,电话:025 - 83791830。

神农尝百草，著《本草经》一书，用药治病，始创医道。 之后，上世有岐伯、少俞，中世有扁鹊、秦和，汉有仓公、仲景，皆代有传人，先贤们著书立说，论方言药，博大精深。 杏林俊杰，璀璨如星，医学著作，"汗牛充栋"。 今弟子严晓枫、王素芹，联手编著《跟师名中医经验录——严冰临床用药经验》一书，执医道以济世，怀仁术而活人，好事也。

晓枫，现为南京中医药大学附属淮安市中医院副主任中医师，区人大代表。 自幼受家庭影响，酷爱中医。 考取了南京中医药大学，步入中医之门，圆了初心，实现了梦想。 毕业后从事中医医疗工作，认真踏实，一步一个脚印，被评为江苏省优秀青年中医药工作者，孜孜岐黄，待人热情，正直诚信，关爱病人，赢得口碑，勤于笔墨，医技日增，积极参与吴鞠通学术研究，担任《吴鞠通研究集成》《吴鞠通医书合编》副主编，主编了《吴鞠通研究心书》，和丁勇教授合著《医医病书析评》，解疑释惑，弘扬医德医风。

素芹，温文尔雅，勤于笔耕，虚怀求知，喜爱读书，工善强记。 现为南京中医药大学附属淮安市中医院副主任中医师，医学博士，江苏省首届优秀青年中医之星。 撰写医学论文十余篇，主持并参与科研课题4项，收获在望。

她俩皆中医后来人，是江苏省"333工程"第三层次培养对象。 热衷于中医群众性学术团体工作。 严晓枫任江苏省中医药学会理事，江苏省中西医结合学会肾病专业委员会委员，淮安市中医药学会秘书长；王素芹兼任江苏省中医药学会肾病专业委员会青年委员，淮安市中西医结合学会秘书长。 她们不忘初心，勇于承担，勤于奉献，感动了我。令其成长为好中医，乃先学者之责也！2017年秋，在院长叶春晖的主持下，她俩拜我为师，一杯拜师茶后，正式成为我的弟子。 我乐于为师，当多加润泽，力尽其责！

两位弟子，有心人也，上班随我临证，忙于诊务，下班抽时挤时，将我临床用药的整体观、优选观、协同观、制约观、量变观，五为一体。整理成册，即为《跟师名中医经验录——严冰临床用药经验》一书。因书与我关，事与我关，我得直言，书中笔墨多是前贤经验，我则是沿路而行，重复应用，用之效恰，心悟所得，非独创也。临床用药必须从整体观出发，突出重点，统筹兼顾，把握药物的个性与共性，最大限度地发挥药物的协同作用和相互制约作用，利取其大，弊取其小，根据量变引起质变的辩证规律，优化选药，进行配伍，如此才能知常达变，增强药力，提高疗效，开出能治好病的处方，以尽医者神圣职责。两位弟子思维敏捷，勤于笔墨，将其临床记录整理成册，我为之而高兴。韩昌黎说："莫为之前，虽美而不彰；莫为之后，虽盛而不传。"在此我为"传"而喝彩！为中医后来人而欣慰！是书出版之前，书稿送我审阅，我读之字里行间有条不紊，参考诸家，言有出处，文笔流畅，语言翔实，无虚言。研精覃思，书中尚有空间，当精益求精。总体言之，是书内容丰富，不失为中医药工作者、中医院校学生，以及师带徒者临床参考、可供借鉴的读本，故乐而展纸，写上数语，弁之书首是为序。

严冰　虚度八十有三
2019 年季春于乡户人小院阳光书房

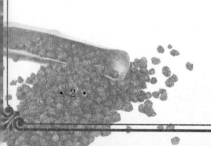

前言

　　严冰教授，主任中医师，江苏省名中医严冰工作室传承人，全国老中医药专家学术经验指导老师，南京中医药大学博士生导师，从事中医临床及带教五十余年，学验俱丰，尤其对于糖尿病、慢性肾脏病、脑血管病、外感热病、癌症以及男女不育不孕症等治有独到，经验丰富。主要著作有《医学三得集》《严冰中医文集》《中医二论五病说》《淮阴中医》《吴鞠通研究集成》《吴鞠通医书合编》《大医吴鞠通轶事》《温病赋与方歌新校》《温病条辨析评》以及待出版的《严冰中医医案医话选》《三指堂医案存真》等。严老是我们的好老师，弟子无言以表内心感激，在此借用中医老前辈国医大师朱良春教授的话来说一说吧，朱老在给《严冰中医文集》的序中谓：

　　"严冰同志，道友也，勤奋好学，博闻强记；精研岐黄，硕果累累；热心学术，关爱病员；淡泊名利，尽心竭力；为继承弘扬吴公温病学说，广搜博采，联合同仁，主编《吴鞠通研究集成》，历经数载，纂辑达五百万字，可谓工程浩大，洋洋大观也，彰先贤遗绩，弘扬温病学说，厥功伟矣，令人景仰。严冰主任医师乃吾省名老中医，谦和止直，诚挚坦率；工作认真，一丝不苟；诊察病员，体贴周详；探索学术，孜孜不倦；著作等身，佳章迭呈；科研创新，尤多突破；中风消渴，屡起沉疴……"

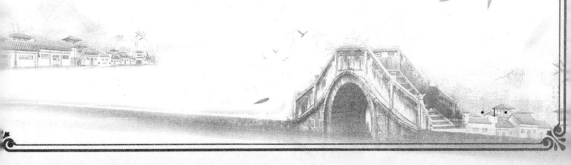

2016年，经江苏省中医药管理局批准，江苏省名老中医严冰传承工作室正式成立了，我和王素芹等10人有幸入选工作室成员，成为严老弟子，随师进行门诊、查房等诊疗工作。2017年9月，严老被选为第六批全国老中医药专家学术经验继承工作指导老师，医院举行仪式，我与王素芹拜他为师，一杯拜师茶后，严老笑着收我俩为徒，纳入严氏门下，成为他的正式弟子。我们感到能真正成为严老弟子，当他的学术经验继承人，学习整理他的学术思想和经验，非常荣幸，无上光荣。严老遣方用药精于辨证，注重药物性味归经、升降浮沉；择药配伍，注重优选，或因于辨证，或因于辨病；配伍应用，或一药多用，或一药一用，利取其大，弊取其小。跟师临床，受益匪浅，现就手中用药笔录，结合严老为学生上课的讲课稿，以及平时临证抄方，严老口传用药之变，从中选出105味常用药进行整理，初名为《跟师名中医经验录——严冰临床用药经验》，是书的出版旨在学习探索，希望能让更多的中青年中医药工作者及中医药爱好者也能从中得益。整理过程中，工作室张芳芳、严昊热情相助帮助打印，一并致谢！

　　由于笔者学识浅薄，此探索之作中错漏有偏在所难免，敬请中医老前辈，企望诸位同道，悉心指正。

严晓枫

2019年春月

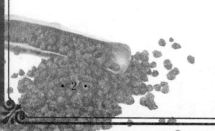

# 目录

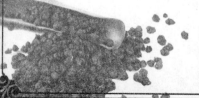

# 半夏

## 一、溯本求源

半夏:源于《神农本草经》。性温,有小毒。归脾、胃、肺经。功效:燥湿化痰,降逆止呕,消痞散结。常用量:5～10克。

## 二、临床主治

咳喘,痰饮,眩晕,呕吐反胃,梅核气,瘰疬,痰核,肿瘤等。

## 三、应用指征

咳嗽气喘,痰白质稀,夹有泡沫,胸脘痞闷,咽中似物梗阻等。

## 四、配伍应用

1. 半夏配伍陈皮、茯苓,理气健脾燥湿,用于痰湿壅肺,加桃、杏仁以宣肺止咳,加苍术以增燥湿化痰之功。诸药协同,则湿去痰消。

2. 寒痰咳喘,症见痰多清稀,夹有泡沫,形寒背冷,半夏与细辛相配,温肺化痰。

3. 半夏常配天麻、白术等,治痰饮,眩悸,痰厥头痛,如陈修园的半夏白术天麻汤,健脾燥湿,祛痰通络。

4. 半夏与生姜配伍,温中和胃止呕。与黄连相配治胃热呕吐;与焦白术、党参等配伍健脾和胃止呕。用于胃家虚寒而呕。

5. 半夏配秫米化痰和胃以安神,如《黄帝内经·灵枢》半夏秫米汤,治疗失眠因痰而致,胃不和则卧不安。

6. 半夏与厚朴、茯苓、紫苏等同用,行气解郁,化痰散结。治疗梅核气,咽中似物梗阻,吐之不出,咽之不下,饮咽无碍,如《金匮要略》半夏厚朴汤。

7. 半夏常选配干姜、黄连、瓜蒌等辛开苦降,宽胸散结,涤痰畅机。用于胸脘痞闷不舒,如《伤寒论》半夏泻心汤、小陷胸汤等。

8. 半夏配海藻、昆布、浙贝等同用化痰散结,祛痰行气,散结消肿。治疗瘰疬、瘿瘤。

9. 清半夏选配泽漆、白芥子、皂角、浙贝等化痰散结,软坚祛瘤。用于皮下脂肪瘤。

10. 半夏生用,乃肿瘤首选化痰药,常与山慈姑、海藻、穿山甲、猫爪草等配伍,共奏化痰散结、化痰软坚之功。

11. 半夏配独活、五加皮、怀牛膝、川芎、陈皮等祛痰化湿、舒筋活血,治疗风湿痹证。

12. 师据临床观察,凡咳、喘、呕、满、肿、痛、结、胀、悸、眩、晕、膈、瘤、痹、厥等十五端,无不用半夏相伍运用,《严冰中医医案医话选》可作佐证。

## 五、临床注意

阴虚咯血,痰燥痰热慎用。历代关于中药配伍,皆损忌半夏不宜与川乌、草乌、附子同用,见"中药十八反歌赋",而临床凡是胃脘冷痛、胃气不和者,师常用熟附片与姜半夏相伍,未见不良反应,录之供参考。

## 六、按语

临床有姜半夏、法半夏(制半夏)、清半夏、水半夏、生半夏之分。可因证取用,其中姜半夏长于温中和胃,降逆止呕;法半夏长于燥湿化痰;清半夏、水半夏亦燥湿化痰,力强于法半夏;生半夏治顽痰痼疾效好。按常规中药煎煮法,生半夏煮20~30分钟,无毒性反应,常用。据不完全统计,古今方家以半夏冠名的汤、散、饮等方共计100多首,皆各有千秋,用有特色。师临床运用半夏颇多,属高频用药之一,几无虚日,疗效满意。今把半夏排在众药之首位,其意可知。

# 【半夏】

半夏性温有小毒,归经脾肺与胃经。

燥湿化痰止呕药,降逆消痞散肿结。

**附2:现代药理研究**

据现代药理学研究,半夏可抑制呕吐中枢而发挥镇吐作用,有明显的止咳作用和一定的祛痰作用;有较广泛的抗肿瘤作用;有显著的抑制胃液分泌作用;对多种原因所致的胃溃疡有显著的预防和治疗作用;有促进胆汁分泌作用。半夏蛋白有明显的抗早孕活性,用于妊娠呕吐应持慎重态度。煎剂可降低眼内压,还有镇静、催眠、降血脂作用。生半夏对口腔、喉头、消化道黏膜有强烈性刺激,但这种刺激可通过煎煮而除去。

# 贝 母

## 一、溯本求源

贝母:源于《神农本草经》。性微寒,味苦、甘。归肺、心经。功效:清热化痰,润肺止咳,散结消肿。常用量3～10克,研末冲服,1～2克/次。

## 二、临床主治

咳嗽,肺痈,乳痈,瘰疬,瘿瘤,疮毒,结疠,肿瘤等辨证属中医痰热病证者。

## 三、应用指征

痰热病证咳嗽、痰多色黄或痰少而黏,或干咳无痰,或夹血丝。乳房肿痛触及硬结、皮下结节或经现代检查体内发现肿块者。

## 四、配伍应用

1. 川贝配黄芩、瓜蒌、竹茹、白及、花蕊石等相须为用,清热化痰而止咳止血。

2. 川贝与北沙参、天冬等配伍,同入肺经,共奏滋阴润肺止咳之效。

3. 贝母与夏枯草、昆布、海藻、白芥子、泽漆、蛇莓、山慈姑、猫爪草、黄药子等相伍,化痰散结,治疗瘰疬、瘿瘤,如《医学心悟》消瘰丸即寓此意。

4. 贝母与蒲公英、夏枯草相配,三药均能散结消肿,其中贝母长于清热化痰,蒲公英长于清热解毒,夏枯草长于清热散结,三药合用,用于治疗乳痈,共奏清热解毒、泻火消痈、消肿散结之效。

## 五、临床注意

"十八反"提出贝母与川乌、草乌、附子相反,临床遵之。

## 六、按语

　　川贝味甘质润,润肺止咳效佳。浙贝味苦性偏于泄,化痰散结力强,贝母品种较多,当辨证择用。

附1:歌赋

### 【贝母】

贝母微寒味苦甘,化痰止咳入心肺。

散结消肿称"妙药",清润化痰是良方。

附2:现代药理研究

　　据现代药理研究,贝母有镇咳、祛痰作用,还有解痉、降压作用,能增加子宫张力,有抗溃疡作用。

# 葶苈子

## 一、溯本求源

葶苈子:源于《神农本草经》。性大寒,味苦、辛。归肺、膀胱经。功效:泻肺平喘,利水消肿。煎服,5~10克。

## 二、临床主治

用于肺痈、水肿、胸腹积水等属肺火痰热,水积壅滞之证。

## 三、应用指征

痰涎壅盛,咳喘胸满,不能平卧,及现代检查提示胸水、腹水者。

## 四、配伍应用

1. 师对于临床症见痰涎壅盛,喘咳胸满,不能平卧者,葶苈子必用,取其泻肺中水饮之意。

2. 葶苈子味苦性寒,直入肺经。对痰火壅肺,热蒸肺络而生痈,咳吐腥臭脓痰者,葶苈子必选,临床常与苇茎汤合用,清热化痰,逐瘀排脓,双楫并举。

3. 葶苈子味苦能降,能行,性寒,能清能降,是药能泻肺之闭,通调水道,行水消肿,乃首选之药,师常与牵牛子、茯苓皮、大腹皮等同用,则消肿力增。

4. 葶苈子因其味苦能降,常与苏子、杏仁、炙麻黄等相伍,以增降气化痰,止咳平喘之力。

5. 葶苈子与杏仁、大黄、芒硝等相伍,专泻肺中水饮及痰火,用于痰热结胸,饮停胸胁,如《伤寒论》大陷胸汤,临床邪热内聚,胸腹积水者,当选之。

6. 葶苈子与防己、椒目、大黄同用,治疗腹水,如《金匮要略》己椒苈黄丸,师治肝脾肿大,肝硬化腹水,常在此基础上选配地鳖虫、炙水蛭、土狗等药,活血以助利水。

## 五、临床注意

葶苈子味苦善降,其性大寒,脾胃虚寒者慎用,气短喘促者慎用。

## 六、按语

葶苈子辛苦大寒,苦泄辛开,功专泻肺之实而下气定喘,尤善泻肺中水饮痰火。煎服常用5～10克。师治腹水,痰涎壅盛,不能平卧常重用葶苈子(30～40)克/剂,效佳,随症减则量减或停,供参考。

---

附1:歌赋

## 【葶苈子】

葶苈性味辛苦寒,归经归肺归膀胱。

痰涎壅盛皆勘治,胸腹积水效彰彰。

附2:现代药理研究

据现代药理学研究,葶苈子相关成分有镇咳、强心、利尿作用,此外,葶苈子具有降血脂、抗抑郁、抗血小板聚集、抗肿瘤及抗菌等作用。

# 泽 漆

## 一、溯本求源

泽漆:源于《神农本草经》。性微寒,味辛苦。归肺、大肠、小肠经。有毒。功效:利水消肿,化痰止咳,解毒散结,鲜用杀虫。常用量10~15克,特殊病种如结节,良性、恶性肿瘤等可用15~30克。

## 二、临床主治

癌症、瘰疬,皮下结节(脂肪瘤)、面斑、面痘,肥胖症,痛风,咳喘、水肿等属痰热或痰瘀互结者。

## 三、应用指征

水肿,腹水胀满,咳喘,现代检查提示肿块、结节者。

## 四、配伍应用

1. 肝癌、肺癌、淋巴肉瘤,泽漆必用,用量30克/剂。

2. 瘰疬,皮下结节(脂肪瘤)泽漆必用,师常配贝母、海藻、昆布、白芥子等合用,以增强逐瘀散结,化痰通络之力。

3. 师治肝癌常用泽漆择配蛇莓、王不留行、铁树叶、野葡萄藤、皂角刺、煅石燕等清热解毒,活血软坚,渗湿消肿。

4. 师治肺癌常用泽漆择配石上柏、芙蓉叶、天龙、天虫、了哥王、薏仁等解毒化瘀,化痰软坚,利水渗湿。

5. 师治淋巴肿瘤常用泽漆择配水杨梅根、百合、醋狼毒、无花果等清热渗湿,化痰散结。

6. 泽漆配伍玄参、紫草、侧柏叶、玫瑰花等活血凉血化斑,用于治疗黄褐斑。

7. 泽漆配川牛膝、土牛膝、赤芍、丹皮等凉血解毒,治疗面痘(男女青春痘)。

8. 肥胖症,师用泽漆择配苍术、荷叶、白芥子、皂角刺等燥湿健脾、化痰祛浊。或单一鲜泽漆洗净、切段、蒸熟、晒干,当茶饮,则痰浊自消,体丰可减,皮下结节自消。

9. 泽漆择配生半夏、炙紫菀等治疗顽痰咳嗽,若系寒痰咳嗽者加细辛祛痰散寒。

10. 泽漆配山萸肉、枸杞子、地鳖虫、王不留行、皂角刺、土茯苓等治疗痛风,共奏补益肝肾,活血化瘀,化痰通络,利水消肿之功。

11. 泽漆泡茶,健身强体,泽漆入肺,肺主一身之气,肺气通畅,则诸气皆畅。泽漆又入大肠小肠,肠道通畅则一身轻松。泽漆化痰通络,利水除湿。血水同源,血活水畅,则周身气血通畅,邪无留处,故用此药茶饮,健身轻体。严师老家淮阴,家前屋后,河旁路边,甚则麦田,到处都有生长,采集方便,农民以此代茶,喝了面斑祛、痘颗除、皮下多发结节消失,现有资料,无此记述,供择而用。

12. 临床应用摘录参考:本品行水消肿之力甚强,而毒力不及甘遂、大戟。圣惠方单用泽漆茎叶水煎,浓缩为稀汤,温酒伺服,治十种水气;乾坤秘韫方治水气病,则以本品同枣肉丸服,颇类十枣汤的配伍法度。金匮泽漆汤重用本品与半夏、紫菀、前胡、生姜、甘草、桂枝、人参、黄芩等药配伍,治咳而脉沉、上气、咽喉不利之症。

## 五、临床注意

本品苦寒降泄,脾胃虚寒及孕妇慎用。本品生用有毒,入煎剂,煮熟晒干泡茶,临床未见毒性反应。

## 六、按语

泽漆辛苦微寒,味辛能散,味苦能降,其性下趋,功善清肺化痰,解毒散结,利水消肿,是苦泄宣通、清化散结、利水消肿的上品。难怪老师讲课时还把泽漆称之为"中药明星"呢。因《本经》记有小毒,过去农村露天厕所多,农民割来放到厕所杀蛆,药到蛆亡。故而医用却少,多被弃置,有的教科书上斥之于外,严师五十多年来,择用于临床,未见任何不良反应,效切,尤其治癌方面,乃化瘀利水、清热解毒、化痰散结的必用之药。

附1：歌赋

# 【泽漆】

泽漆苦辛性微寒，入肺还有大小肠。

行水消肿能化痰，结节瘰疬皆可参。

淮阴地名五点草，茶饮健身非常好。

疠去斑去肿块去，一身轻松不觉老。

附2：现代药理研究

据现代药理学研究，泽漆对结核杆菌、金黄色葡萄球菌、绿脓杆菌、伤寒杆菌有抑制作用。能抑制支气管腺体中醇性黏多糖合成并使痰量减少。

# 皂 角

## 一、溯本求源

皂角:源于《神农本草经》。性温,味辛、咸。归肺、大肠经。有小毒。功效:祛顽痰,通窍开闭,祛风杀虫。成人用量:5～9克,外用适量。

## 二、临床主治

顽痰阻肺,中风癫痫,痰阻喉痹,气机不畅者。痰瘀互结、结节肿块;痰瘀热毒,壅结成痰者。

## 三、应用指征

胸闷气喘,咯痰不爽,咳喘痰多,体内有结节肿块者。

## 四、配伍应用

1. 皂角配礞石、天南星、法半夏、郁金可祛痰开窍,师常用于癫痫的治疗,收效满意。

2. 皂角与干地龙、丹参、全虫等相伍,搜风祛痰,活血通络。治疗中风后遗症属痰瘀阻络者,协同配伍,最优选择。

3. 皂角与葶苈子、桑白皮、麻黄等合用,祛痰平喘。治咳喘痰多,咯痰黄稠,咯之不爽,难以吐出。若痰饮清稀,咳喘不能平卧者,则另配细辛、紫石英、山萸肉等各入其所,一治在肺,一治在肾。

4. 师临床喜用皂角与白芥子、泽漆、王不留行相伍活血化痰散结,消除皮下结节(皮下脂肪瘤)。

5. 皂角有较强化痰作用,师临床常用皂角和生半夏、南星、硇砂、黄药子等择伍用治肺癌、肠癌、食管癌、乳腺癌等。

## 五、临床注意

皂角,内服用量不宜过大,过大易引起呕吐、腹泻。皂角性温味辛,性善走窜,孕妇、有出血倾向者忌用。皂角刺不与同论,师用量每在 15～30 克,未见不良反应。

## 六、按语

皂角有较强的祛痰开窍、软坚散结消肿功效。对顽痰阻塞、肌窍阻闭的病症,用之效佳不可或缺。

**附1:歌赋**

### 【皂角】

皂角辛咸温有毒,归经归肺归大肠。
祛除顽痰能开窍,散结消肿是良方。
皂角用刺名皂刺,同属一类供选用。

**附2:现代药理研究**

1. 药理作用　皂角能刺激胃黏膜而反射性地促进呼吸黏液的分泌,产生祛痰作用。 对大肠、伤寒、副伤寒、痢疾、绿脓等杆菌以及皮肤真菌、阴道滴虫有抑制作用。 所含皂苷能增加冠状动脉血流量,减轻心肌缺血程度,缩小梗死面积。 皂苷物和达丁醇提取物有抗肿瘤作用。

2. 不良反应　皂角所含的皂苷有毒,对胃肠黏膜有强烈的刺激作用,产生咽干、恶心、呕吐、腹泻、水样便,而且腐蚀胃黏膜,易发生呼吸中毒,甚至产生全身毒性,引起溶血,特别是影响中枢神经系统,严重者可出现脱水、休克、呼吸麻痹、肾衰竭而致死亡。

**附3:皂角刺**(《神农本草经》)

性味、归经、功效及用量:性温,味辛。 归肝、胃经。 功效:消肿排脓,祛风杀虫,用于痈疽疮毒而起或脓成不溃之证以及皮癣、麻风等。 皂角刺性温功同皂角,无毒。 煎服5～10克,治肿瘤结节15～30克。 痈疽已溃者忌用。

# 天 南 星

## 一、溯本求源

天南星:源于《神农本草经》。性温,味苦、辛,归肺、肝、脾经。有毒。功效:燥湿化痰,祛风解痉。常用量:内服 5～10 克,制用。

## 二、临床主治

顽痰咳嗽,癫痫,半身不遂,痉搐,瘰疬,肿瘤等属痰湿瘀结,络脉不畅,气机痹阻诸证。

## 三、应用指征

咳嗽痰多,胸部胀闷,口眼歪斜,手足麻木等。

## 四、配伍应用

1. 天南星温燥之性强于半夏,燥湿化痰之功较强,治寒痰、湿痰常与半夏、陈皮、茯苓相伍,用于咳嗽痰多,胸闷苔腻者。

2. 天南星选配礞石、半夏、天麻、全虫、僵蚕、干地龙之类,相须为用,可增强南星化痰散瘀、祛风活络之效,用于癫痫、半身不遂、手足麻木、痉搐等证。若属痰热惊搐,帅常用胆南星与天竺黄、白僵蚕、朱砂等相伍,清心化痰,定惊息风。

3. 师临床常用天南星配生半夏、浙贝母、海藻、昆布等化痰散结,入肝经,治疗瘰疬结核。

4. 师常用天南星治疗宫颈癌、食管癌、肺癌、神经系统肿瘤、口腔肿瘤等。取其化痰散结之用。治宫颈癌常和凤尾草、土茯苓、仙灵脾、夏枯草等配伍同用。治神经系统肿瘤常配半夏、苍耳草、白蒺藜等。

## 五、临床注意

孕妇慎用。

## 六、按语

胆南星为天南星加牛、羊或猪胆汁拌制而成,性转凉,功效清热化痰、息风定惊。

---

**附1:歌赋**

### 【天南星】

天南星温味苦辛,归肺肝脾有小毒。

燥湿化痰能散结,祛风止痉消肿瘤。

**附2:现代药理研究**

据现代药理研究,天南星具有祛痰及抗惊厥、镇静、镇痛作用,对肉瘤S180、肝癌Hca实体型、子宫颈癌瘤株U14有明显抑制作用。

---

# 杏仁

## 一、溯本求源

杏仁:源于《神农本草经》。性微温,味苦。归肺、大肠经。有小毒。功效:止咳平喘,润肠通便。常用量:5～10克,煎服。

## 二、临床主治

咳嗽气喘,肠燥便秘。

## 三、应用指征

咳嗽咯痰,无论黄痰、白痰,或咯痰清稀,或干咳无痰,均可配伍应用。大便干结难下无论何种原因均可应用。

## 四、配伍应用

1. 杏仁与麻黄、甘草等配伍,宣肺散寒平喘,治疗风寒咳喘,如《和剂局方》三拗汤。

2. 杏仁和桑叶、菊花、薄荷等同用,疏散风热,宣肺止咳,治疗风热咳嗽,方如淮阴吴鞠通《温病条辨》桑菊饮。

3. 杏仁与生石膏、麻黄、甘草同用,清肺泄热平喘,用于肺热咳喘,方如南阳张仲景《伤寒论》麻杏石甘汤。

4. 杏仁与桑叶、浙贝、沙参等同用,清燥润肺止咳,用于燥热咳嗽,如淮阴吴鞠通《温病条辨》桑杏汤。

5. 杏仁常与郁李仁、火麻仁、柏子仁、瓜蒌仁等同用,润肠通便,治疗肠燥便秘。如《普济方》卷三十九引《澹寮方》五仁丸,润肠通便,治津液枯竭,大便秘结者。又如《种福堂公选良方》卷二同名五仁丸(火麻仁、紫苏子、松子仁、杏仁、芝麻)同具润肠通便之功。肠燥便秘,肺与大肠相表里,杏仁质润,入肠直达病所,能降肺气而通肠气,又能润肠而通便,故常用于肠燥便秘。

6. 杏仁与桃仁同用,桃仁亦能止咳,活血较好;杏仁入肺,止咳效佳,二者同用,活血止咳、通便止咳,凡是证首选。

## 五、临床注意

苦杏仁性温能行,味苦能降,仁含油脂,故擅治咳喘之症,但大便溏泻者需慎用。

## 六、按语

杏仁味苦能降,长于降肺气,止咳平喘,为治咳喘要药。

**附1:歌赋**

### 【杏仁】

杏仁小毒苦微温,入肺止咳平喘灵。

归经归肺归大肠,咳喘便结可润肠。

**附2:现代药理研究**

据现代药理学研究,杏仁能抑制咳嗽中枢而起镇咳平喘作用,有微弱抗癌作用。对蛔虫、钩虫及伤寒杆菌、副伤寒杆菌有抑制作用。此外,苦杏仁还有抗炎、镇痛、增强机体细胞免疫、抗消化性溃疡、抗肿瘤、舒缓脑缺血等作用。

# 紫　菀

## 一、溯本求源

紫菀:源于《神农本草经》。性微温,味苦、辛、甘。归肺经。功效:润肺化痰止咳。煎剂,5～10克。

## 二、临床主治

新旧咳喘,咳嗽咯血,百日咳,寒热咳嗽,不分外感内伤,寒热虚实,急慢性支气管炎、肺病感染等皆可选用。

## 三、应用指征

咳嗽咯痰,或白痰,或黄痰,或痰中带血,或干咳无痰,均可选用。

## 四、配伍应用

1. 紫菀配桔梗、荆芥、白前等同用,可疏风止咳、宣利肺气。如《医学心悟》止嗽散。如痰色白质稀,属风寒咳嗽,加用细辛温肺化饮,止咳化痰。

2. 紫菀与桑白皮、知母、浙贝母、百部、生石膏等相伍,止咳化痰、清泻肺热,治疗肺热咳嗽,咯痰黄稠。

3. 紫菀与款冬花、党参、黄芪、干姜等配伍,益气温肺,化痰止咳,治疗肺气不足,咳嗽不已。

## 五、临床注意

紫菀偏于祛痰,其性微温,味苦辛甘,药性温和,新旧咳嗽均可使用。

## 六、按语

紫菀温而苦降,温润不燥。不论寒热虚实咳嗽,凡兼见大便秘结者,炙紫菀配用,功能双兼。

**附1：歌赋**

### 【紫菀】

紫菀味苦又辛甘,其性微温入肺家。

新久咳嗽都能治,加减变通在笔下。

**附2：现代药理研究**

据现代药理学研究,紫菀有祛痰止咳作用,对大肠杆菌、痢疾杆菌、伤寒杆菌、副伤寒杆菌、绿脓杆菌有一定抑制作用,有抗癌及利尿作用。

# 瓜蒌

## 一、溯本求源

瓜蒌:源于《神农本草经》。性寒,味甘、微苦。归肺、胃、大肠经。功效:清热化痰,宽胸散结,润肠通便。常用量:10～15克,煎服。

## 二、临床主治

用于胸痹心痛,痰浊痹阻,气机不畅者,肺热咳嗽,热痰燥痰阻肺者,肺痈、肠痈、乳痈等属热毒壅滞者。

## 三、应用指征

咳嗽痰黄,胸膈满闷,胸痛便秘,乳房肿痛等。

## 四、配伍应用

1. 瓜蒌壳与薤白头相伍,酒送下,据辨证可加半夏、人参、桂枝等,如名方:仲景瓜蒌薤白白酒汤、瓜蒌薤白半夏汤、瓜蒌薤白人参汤、瓜蒌薤白桂枝汤,临床是证皆效。夹瘀加丹参、三七;心气不足加麦冬、黄芪、人参、五味子;心肾阳虚再加熟附片、山萸肉等。

2. 瓜蒌壳配黄连、半夏,清热化痰,宽胸散结,如仲景《伤寒论》小陷胸汤,辛开苦降,用之清痰降火,通畅气机,则结胸自除也。

3. 瓜蒌与金银花、石膏、青皮、牛蒡子、归尾、橘叶、甘草等相伍清热解毒散结消痈,治疗乳痈初起。若红肿热痛明显重用蒲公英、连翘、赤芍、丹皮等共奏清热解毒、凉血消肿之功。

## 五、临床注意

不宜与川乌、草乌同用,中药十八反歌有"半蒌贝蔹及攻乌"之告。

## 六、按语

瓜蒌性寒能清,微苦能降,能清化热痰,利气宽胸,导痰浊下行,而奏宽胸散结之功。

附1:歌赋

## 【瓜蒌】

瓜蒌性寒甘微苦,归肺归胃归大肠。

宽胸散结胸胁痛,临床用壳功效彰。

若是干咳大便秘,瓜蒌仁也是良方。

附2:现代药理研究

据现代药理学研究,瓜蒌有祛痰作用,对急性心肌缺血有明显的保护作用,并有降血脂作用。 对金黄色葡萄球菌、肺炎双球菌、绿脓杆菌、溶血性链球菌及流感杆菌等有抑制作用。

# 川芎

## 一、溯本求源

川芎:源于《神农本草经》。性温,味辛。归肝、胆、心包经。功效:活血行气,祛风止痛。常规量:5~12克,煎服。

## 二、临床主治

头痛,月经不调,痛经,闭经,产后恶露不净,胸痹,胁痛,中风昏迷属血瘀气滞、痰瘀阻络者等。

## 三、应用指征

胸胁刺痛,头痛,瘀肿疼痛,经期腹痛,周身关节疼痛,肢体麻木等。

## 四、配伍应用

1. 川芎活血行气,味辛升散,直达头部,祛风止痛,可治顽固性头痛、偏头痛。治疗顽固性偏头痛,川芎需用大剂量,剂用30克。因川芎辛散,师用大剂川芎时,常佐磁石30克,防散之太过,川芎与磁石升降相合,则无不良反应,否则个别人会出现头昏头胀之虞。

2. 普通头痛,川芎亦属必用,川芎上行头目,乃治头痛要药,临床上如治风寒头痛的川芎茶调散(《和剂局方》),风热头痛的川芎散(《卫生宝鉴》),风湿头痛的羌活胜湿汤(《内外伤辨惑论》),皆常用不衰。

3. 川芎常配祛风通络药如羌活、独活、海风藤、络石藤、桂枝等合用,融活血祛风、温经通络为一炉,用于治疗风湿痹痛。

4. 川芎配醋柴胡、赤芍、白芍、延胡索等,活血行气,和络止痛,入肝、胆经,直达病所,治疗胁痛,理气活血,相得益彰。

5. 川芎配荆芥、蝉衣、丹参等祛风止痒,治疗风疹瘙痒,谓"治风先治血,血行风自灭"也。

6．川芎配天麻、地龙、地鳖虫等，入络通络，搜络中之邪。治疗脑血管病肢体麻木者。

7．川芎配泽泻、丹参等，活血利水，利水醒脑，用于脑血管病昏迷深重者，有利于病愈。如益肾充脑活血汤（见《严冰中医文集》，北京古籍出版社，2012年5月，214页）

8．临床治诸痛，川芎不可少，清代王清任《医林改错》的通窍活血汤、膈下逐瘀汤、少腹逐瘀汤、身痛逐瘀汤、血府逐瘀汤等五个汤方皆用川芎配伍他药，至今一直为临床医家所效法，久用不衰，其意可知。

## 五、临床注意

无瘀滞及孕妇忌用，胃弱者慎用。胃弱当用者，据胃之性可佐生白术10克、陈皮10克、半夏10克，则无碍。

## 六、按语

川芎味辛升散，性温善行，有"血中气药"之称，是活血行气、祛风止痛之当选药。

---

附1：歌赋

### 【川芎】

川芎辛温肝胆（心）包，活血行气祛瘀好。

头身诸痛皆可用，顽固头痛用量商。

附2：现代药理研究

据现代药理学研究，川芎的水煎剂对动物中枢神经系统有镇静作用，并有明显而持久的降压作用；可加快骨折局部血肿的吸收，促进骨痂形成；有抗维生素E缺乏的作用；能抑制多种杆菌；有抗组胺和利胆作用。

---

# 地 鳖 虫

## 一、溯本求源

地鳖虫:源于《神农本草经》。性寒,味咸、辛。归肝经,有小毒。功效:破血逐瘀,续筋接骨。常用量6~10克,入煎。丸、散剂,每次用1~1.5克,每日2次。

## 二、临床主治

肝硬化,慢性肾炎,糖尿病,肿瘤,跌打损伤,骨折,痹证,闭经等证属瘀阻络道者。

## 三、应用指征

瘀肿疼痛,产后腹痛,经现代检查提示尿隐血,血黏度增高,肝脾肿大等。

## 四、配伍应用

1. 师治疗积聚鼓胀(肝肿大、肝硬化),地鳖虫必用。地鳖虫味咸,咸能软坚,入肝经,"肝藏血",血瘀积聚成块。取之破血化瘀,软坚散结,是病是证当属首选。

2. 师常用地鳖虫治疗慢性肾炎,师认为慢性肾炎属本虚标实证,治宗脾肾是其关键,活血化瘀贯穿始终,而地鳖虫属血肉有情之品,活血不耗血,故活血化瘀选地鳖虫为宜(详见《严冰中医文集》)。

3. 师认为糖尿病的病因病理根据临床观察,始终以阴虚为本,燥热为标,夹瘀阻络是其必然。故师常选地鳖虫活血化瘀以改善微循环,增加血流量,软化纤维组织,改善胰岛功能,以纠正糖代谢的紊乱(详见《严冰中医文集》)。

4. 地鳖虫续筋接骨,疗伤止痛,民间治疗跌打损伤,骨折病人的必用药之一。

5. 地鳖虫配黄芪、当归益气养血活血以调经;配红花、坤草、桃仁等理气活血以调经;配肉桂、香附等温经活血以调经,皆属最佳配伍。

6. 地鳖虫配续断、杜仲、菟丝子等相须为用,共奏补益肝肾,强筋壮骨,活血止痛之功,用于治疗腰痹疼痛,乃首选之味。

7. 地鳖虫与羌活、独活、防风、薏仁配伍,活血通络,祛风除湿,治疗风湿痹痛。

8. 顽疾痼证,如积聚、臌胀、癌症,师常用地鳖虫选配穿山甲、水蛭、虻虫、大黄、三棱、莪术以增活血化瘀通下散结之力。

## 五、临床注意

孕妇忌用,非瘀血见证不宜用。经现代科学手段检查见有瘀血隐证者地鳖虫照用,如慢性肾炎隐血者、糖尿病血液流变学改变者,不必强调中医瘀血辨证的有无。

## 六、按语

地鳖虫别名䗪虫、土鳖、土元、地乌龟。破血逐瘀力强,筋骨损伤常用。属活血药中血肉有情之品,活血不耗血。

---

附1:歌赋

### 【䗪虫】

䗪虫咸寒味兼辛,破血逐瘀归肝经。

续筋接骨外伤治,顽疾痼证效皆赢。

附2:现代药理研究

据现代药理学研究,地鳖虫具有抗血栓形成和溶解血栓的作用,水煎液具有调脂作用,能延缓动脉粥样硬化的形成,还有保肝作用。

---

# 丹 参

## 一、溯本求源

丹参:源于《神农本草经》。性微寒,味苦。归心、肝经。功效:活血祛瘀,通经止痛,清心除烦,凉血消痈。常用量 10～15 克。灌肠量加倍。

## 二、临床主治

临床慢性肾炎及其"变症",高血压,胸痹,中医癥瘕积聚,血瘀痹症,失眠,妇女月经不调,痛经,闭经等属血瘀者。

## 三、应用指征

水肿,胸闷胸痛,心慌心悸,头昏肢麻等。

## 四、配伍应用

1. 师治慢性肾炎,常用丹参活血化瘀,促进血液循环,有助肾功能恢复和水肿的消退。如:益肾健脾活血排毒汤(《严冰中医文集》),常和水蛭、地鳖虫、王不留行等血肉有情之品择伍运用。

2. 丹参配牛膝活血化瘀,引热下行,佐钩藤平肝靖木,潜阳降压,丹参重用,每剂 20 克,治疗高血压,见活血潜降汤(《严冰中医文集》)。

3. 丹参与川芎、红花、瓜蒌壳、薤白头、桂枝等相伍。治疗胸痹,融活血化瘀、通阳散结、行气化痰为一炉。

4. 治疗慢性肾炎"变症"(慢性肾炎后期出现"肾绝""关格"等危急症,即今之肾衰竭、尿毒症等),丹参和大黄、附子相伍,三者不可或缺,共奏活血化瘀、通腑泄浊、温阳化饮之效(详见《严冰中医文集》)。

5. 妇女月经不调、痛经、闭经,丹参必用。丹参配黄芪、当归益气养血,活血以调经;配红花、坤草、桃仁等理气活血以调经;配肉桂、香附等温经活血以调经,皆师之常用配伍法。

6. 丹参配乳香、没药、当归等养血活血止痛,治疗瘀血痹痛,如张锡纯《医学衷中参西录》活络效灵丹。

7. 丹参配酸枣仁、首乌及藤等活血养血,宁心安神。对烦躁失眠,心悸等症尤合。

## 五、临床注意

1. 丹参苦非大苦,寒非大寒,入心(包)、肝。心主血,肝藏血,皆与血有关。临床观察,丹参活血不耗血,因非大苦,亦不燥血,故凡瘀血是证皆可择用。

2. 丹参反藜芦。

## 六、按语

丹参其性微寒,味微苦,故不生大燥,活血药中属平和之品,乃活血化瘀,通经止痛之常用药。师曰:世有"丹参一味功同四物",更有"丹参一味功胜四物"之谓者,皆过言也。

**附1:歌赋**

### 【丹参】

丹参微寒苦心肝,活血祛瘀功独擅。

凉血消痈常应用,除烦安神亦可参。

**附2:现代药理研究**

据现代药理学研究,丹参能扩张冠脉,增加冠状动脉血流量,改善心肌缺血,促进心肌缺血或损伤的恢复,缩小心肌梗死范围;能改善微循环,促进血液流速;能扩张血管,降血压。能促进骨质和皮肤切口的愈合。能保护肝细胞损伤,促进肝细胞再生,有抗肝纤维化作用。能保护胃黏膜、抗胃溃疡。对中枢神经有镇静和镇痛作用。具有改善肾功能,保护缺血性肾损伤的作用。具有抗炎、抗过敏的作用。对金黄色葡萄球菌、多种杆菌、某些真菌以及钩端螺旋体等有不同程度的抑制作用。

# 延 胡 索

## 一、溯本求源

延胡索:源于《雷公炮炙论》。性温,味辛、苦。归肝、脾、心经。功效:活血,行气,止痛。常用量:10 克。

## 二、临床主治

胸痹心痛,胃脘痛,胁痛,寒疝腹痛,痛经,跌打损伤等气滞血瘀之证。

## 三、应用指征

临床广泛应用于身体各个部位的多种疼痛证候,脏腑肢体诸痛症皆可应用。

## 四、配伍应用

1. 延胡索配伍桂枝、高良姜温胃散寒、和胃止痛,治疗胃寒疼痛。如《和剂局方》安中散。

2. 延胡索配川楝子疏肝泄热,活血止痛,治疗胸胁脘痛辨证属肝郁化火证,如金铃子散。

3. 延胡索与仲景瓜蒌薤白冠名的诸方合用,药用瓜蒌、薤白、桂枝、丹参等治疗胸痹心痛,活血化瘀,温通心阳,通则不痛。

4. 延胡索配伍小茴香、熟附片、橘核、荔枝核等温理厥少、祛瘀散结,治疗寒疝腹痛。见睾丸肿胀者加海藻、泽泻、薏仁、黄柏、牛膝之味利水消肿。

5. 延胡索配红花、地鳖虫、骨碎补、自然铜、血竭等活血化瘀之味,治疗跌打损伤,瘀血肿痛,因"有一份伤,便有一份寒"之理,故多加桂枝,温通散寒,相得益彰。或单用本品为末,以酒调服亦可。

6. 醋延胡重用剂达 30 克,止痛效佳,止癌症疼痛、外伤疼痛、肾结石腰腹痛等,皆可用之,癌性疼痛,可根据不同部位肿瘤择伍威灵仙、仙人掌、雄黄、寻骨风、蜈蚣等。

7. 延胡索重用,辨证择配麦冬、丹参、夜交藤、炒枣仁等。治疗顽固性失眠,此用法师由西医"镇静""镇痛"贯用语出,用于顽症失眠有效。

## 五、临床注意

延胡索活血行气止诸痛,一般病证用药不宜大,10～15克为宜。用于特殊病种止痛用量可增至15～30克,顽固性失眠病人延胡索可剂达20～30克。

## 六、按语

延胡索秉承辛散温通之性,既能活血又能行气,通则不痛,止痛效确。李时珍云:延胡索"能行血中气滞,气中血滞,故专治一身上下诸痛",值得效仿。

---

**附1:歌赋**

### 【延胡索】

延胡辛苦其性温,归肝归脾心包经。

活血行气止诸痛,加减临床去变通。

**附2:现代药理研究**

据现代药理学研究,延胡索有显著的镇痛、催眠、镇静与安定作用,并能抗心律失常,抗心肌缺血,扩张周围血管,降低血压,减慢心率。

---

# 红花

## 一、溯本求源

红花:源于《新修本草》。性温,味辛,归心、肝经。功效:活血通经,散瘀止痛。常用量:5～10克。

## 二、临床主治

临床各科凡瘀血阻滞或血流不畅之证属首选,尤其妇科。临床常用于月经不调,痛经,闭经,癥瘕积聚,跌打损伤,胸胁诸痛属血瘀证者。

## 三、应用指征

头痛眩晕,胸闷胸痛,行经腹痛,现代检查提示子宫肌瘤、乳腺小叶增生等。

## 四、配伍应用

1. 红花常和三棱、莪术同用,活血化瘀,用于祛瘀消癥。然草木无情,常用活血耗血,不宜久用,当改血肉有情之品,如地鳖虫、炙水蛭可也。

2. 凡血瘀症,不管内伤外伤,皆可红花配伍丹参、桃仁、地鳖虫等活血化瘀,消肿止痛。

3. 红花配柴胡、赤芍、川芎、当归、桃仁、丹参、穿山甲、片姜黄、大黄等相伍,活血化瘀,治疗胸胁痛。如《医学发明》复元活血汤。

4. 红花配乳香、没药、血竭、自然铜、骨碎补等同用,活血化瘀,治疗跌打损伤,如《良方集腋》七厘散。

5. 红花配赤芍、丹皮、生地、二丁、桃仁等合用,清热凉血,活血通脉,消肿散结,治疗疮疡肿毒,此属一法。

## 五、临床注意

孕妇忌用红花,因其性温,经期外感风热不宜用。《本经逢原》谓:"少则养血,多则行血,过多使人血行不止。"临床可资参考。

## 六、按语

红花辛温,入心肝血分,秉辛散温通之性。功擅活血化瘀,通调经脉。

**附1:歌赋**

## 【红花】

红花辛(微)温归心肝,古今妇科是圣药。

活血祛瘀调经痛,加减应用在变通。

**附2:现代药理研究**

据现代药理学研究,红花有轻度兴奋心脏,降低冠脉阻力,增加冠脉流量和心肌营养性血流量的作用;保护和改善心肌缺血,缩小心肌梗死的范围;抗心律失常,扩张周围血管,降低血压,对子宫和平滑肌有兴奋作用,对中枢神经系统有镇痛、镇静和抗惊厥作用。

# 桃 仁

## 一、溯本求源

桃仁:源于《神农本草经》。性平,味苦、甘。归心、肝、肺、大肠经。活血祛瘀,润肠通便,止咳平喘。常用量:6～10克。

## 二、临床主治

凡瘀血阻滞之证,皆属当选。临床常用于月经不调、痛经、经闭、癥瘕、胸痹、"血渴",跌打损伤属血瘀证者。

## 三、应用指征

行经腹痛,产后腹痛,瘀肿疼痛,胸痛,口渴,夜为甚,动则渴解,现代检查提示子宫肌瘤等。

## 四、配伍应用

1. 桃仁活血祛瘀力强,可用于月经不调,痛经,经闭,产后瘀血腹痛,癥瘕等证属瘀血阻滞者。方如桃红四物汤、傅青主生化汤、桂枝茯苓丸等。

2. 桃仁善通血滞,与血竭、地鳖虫、骨碎补配伍,共奏活血通络、化瘀止痛之效,治疗跌打损伤、瘀血肿痛。

3. 桃仁与红花、川芎、枳壳、柴胡相伍,既行血分瘀滞,又解气分郁结,诸药合用,使血活瘀化气行,治疗血瘀胸痛。如王清任所制血府逐瘀汤。

4. "血渴",口干渴,夜为甚,动则渴解,此瘀血阻络,津难布散是也,桃仁必用(参见詹天涛主编《长江医话》,北京科学技术出版社,2005年,216页"活血解口渴")。

5. 桃仁与杏仁相伍,开肺气,活血润肠,也可治疗便秘。

6. 桃仁入大肠、肺经,同大黄、丹皮、冬瓜仁相伍,散瘀消肿,荡涤实热,引药直达病所,如《金匮》大黄牡丹汤。

## 五、临床注意

桃仁味苦能降,有小毒,逐瘀力强,孕妇忌用。

## 六、按语

桃仁苦、甘,性平,归心肝血分。善通血滞,祛瘀力强,为治疗多种瘀血阻滞之要药。是药又归经大肠,富含油脂对肠燥便秘尤合,还能降泄肺气,临床咳喘亦常作配伍之用。

---

**附1:歌赋**

### 【桃仁】

桃仁性平味苦甘,归经心肝肺大肠。

活血祛瘀能通便,配伍还入治咳方。

**附2:现代药理研究**

据现代药理学研究,桃仁能明显增加脑血流量,增加冠状动脉的血流量,降低血管阻力,促进胆汁分泌,对体外血栓有抑制作用,能润滑肠道,利于排便。能促进初产妇子宫收缩及出血。有镇痛、抗炎、抗菌、抗过敏、镇咳平喘及抗纤维化的作用。

---

# 王不留行

## 一、溯本求源

王不留行:源于《神农本草经》。性平,味苦。归肝、胃经。功效:活血通经,下乳消痈,利尿通淋。成人常用量:10～15 克,治癌:15～30 克。

## 二、临床主治

临床常用于经闭,痛经,淋证,痰瘀互结,顽疾瘤证,经脉不畅者。

## 三、应用指征

产后乳汁不下,乳房红肿结块,尿频,尿急,尿痛等。

## 四、配伍应用

1. 王不留行配穿山甲、通草相须为用治疗产后乳络不通,乳汁不下。世有"穿山甲,王不留,妇人服了乳长流"之语,其功效可知。

2. 王不留行与黄芪、当归配伍,黄芪重用,每剂 30～60 克,当归 10 克,通补结合,补为通用,相得益彰,治疗气血亏少,乳汁不足,乃首选之伍。

3. 王不留行配伍当归、川芎、红花、坤草、香附等应用,养血活血,行气活血,合为一炉,治疗经闭、痛经。

4. 师惯用王不留行和泽漆相配伍,活血利水,化痰散结,治疗皮下脂肪瘤、皮下结节。

5. 王不留行,配金钱草、海金沙、鱼脑石、怀牛膝等,诸淋证皆可选治,石淋尤合。

6. 王不留行与山慈姑、夏枯草、猫爪草相伍,活血化瘀,软坚散结;与半夏、皂刺、硇砂等相伍,活血化痰;与石打穿、泽漆相伍,活血渗湿。结合辨证,治疗乳腺癌、肝癌、泌尿系肿瘤、软组织肿瘤及各科良性肿瘤等。

## 五、临床注意

王不留行味苦主降,功擅活血通络,故孕妇慎用。

## 六、按语

王不留行入肝经血分,善于通利血脉,活血通经,走而不停,为活血通经之要药;亦入多气多血之阳明胃经,其性苦泄宣通,功擅活血而通乳;其味苦能降能泄,其性下行,可活血利淋。

---

**附1:歌赋**

### 【王不留行】

王不留行性苦平,归肝归胃通乳行。

活血调经能利水,走而不停上下行。

**附2:现代药理研究**

据现代药理学研究,王不留行对子宫有兴奋作用,并能促进乳汁分泌。有抗肿瘤作用。

---

# 三棱

## 一、溯本求源

三棱：源于《本草拾遗》。性平，味辛苦。归肝、脾经。功效：破血行气，消积止痛。常用量：10克。

## 二、临床主治

临床用于癥瘕，臌胀，肝脾肿大，肝硬化腹水，胸痹心痛等。

## 三、应用指征

胸闷胸痛，瘀肿疼痛，食积腹胀，现代检查提示肝脾肿大，胸水、腹水者。

## 四、配伍应用

1. 师常用三棱与莪术相伍，酌情配伍水蛭、地鳖虫、丹参、郁金等，破血行气，消积止痛，治疗癥瘕、臌胀、肝脾肿大、肝硬化腹水。《医方类聚》卷八十九引《王氏集验方》用三棱和大黄、硇砂、干漆（炒至烟尽）、巴豆（去皮油），醋煮面糊丸，如绿豆大，每次3～7粒，空腹米汤送服，破血下气，主治积聚癥瘕，供参考。

2. 三棱与莪术相配伍，破血行气、散结消肿，现代临床用治多种癌症，如肝癌、胃癌、子宫癌等。

3. 三棱味辛能行，味苦能燥，治食积，脘腹胀满疼痛，乃临床首选。如《病因脉治》卷一三棱丸；（《证治准绳》）用莪术与青皮、槟榔等相伍，治食积气滞、脘腹胀满，皆奏行气消积之功。

4. 胸痹胸痛，症见胸前闷痛，痛及后背，或背心连痛，此类病多因素体心阳不振，胃气虚弱，或因过食不化，或因寒邪凝滞，气机痹阻不畅故痛也。师用三棱、莪术，仿仲景法，选加高良姜、熟附片、薤白头、瓜蒌壳、桂枝、人参、党参、丹参等，或温阳活血，或行气活血，或益气活血，各得其所，用其所需。

5. 三棱配莪术、陈皮、麦芽、白术、茯苓、黄连、甘草(《片玉新书》卷五)治黄疸兼泄泻,用是方健脾和中,清热利湿。阳黄可加茵陈、焦山栀;阴黄可加熟附片、干姜等,湿重加藿、佩、豆蔻等。

## 五、临床注意

三棱辛散苦燥,有耗伤正气之弊,年老体弱者慎用,破血祛瘀力强,易耗血动血,故血虚者亦当慎用。月经过多及孕妇忌用。

## 六、按语

三棱辛苦性平,归肝、脾二经,属破血消癥之药,是药辛散苦泄主通,既入血分,又入气分,能破血行气,活血消癥,消积止痛,凡气滞血瘀,食积寒凝所致诸般痛症,常棱术相须为用。三棱主治病症与莪术相同,三棱破血祛瘀力强,偏于破血,软坚散结,行气止痛,莪术归经相同,辛苦性温,偏于破血行气,消积止痛。所以临床"棱术"二字,皆方家常用,其意在此。

**附1:歌赋**

### 【三棱】

三棱性平味苦辛,归肝入脾两条经。

破血祛瘀能止痛,常与莪术一起用。

**附2:现代药理研究**

据现代药理学研究,三棱有较强的抗血小板聚集及抗血栓作用,三棱水煎剂能降低全血黏度。有明显的镇痛作用,三棱提取物及挥发油对肺癌、胃癌细胞有抑制作用。莪术油有抗炎、抗胃溃疡、保肝和抗早孕作用,莪术水提取液可抑制血小板聚集,促进微动脉血流恢复,促进局部微循环恢复,莪术水提醇沉淀对体内血栓形成有抑制作用。莪术挥发油制剂有抗癌作用。此外,莪术对呼吸道合胞病毒有直接灭活作用。

# 自 然 铜

## 一、溯本求源

自然铜:源于《雷公炮炙论》。性平,味辛。归肝经。功效:散瘀止痛,续筋接骨。常用量:10～15克。

## 二、临床主治

临床用于跌打损伤,骨折者。

## 三、应用指征

瘀肿疼痛。

## 四、配伍应用

1. 自然铜常与地鳖虫、血竭、乳香、没药、骨碎补等配伍,散瘀止痛、续筋接骨,能促进骨折愈合。

2. 自然铜配伍羌独活、威灵仙等活血化瘀、散寒通络,治疗跌打损伤,骨折疼痛,取其有一分伤即有一分寒之意;中后期常配黄芪、当归等补气养血,取其血足血活之论;或配杜仲、五加皮、巴戟天等补益肝肾,强壮筋骨,则有利康复。

## 五、临床注意

自然铜辛散活血,耗伤正气,故中病即止,孕妇慎用。

## 六、按语

自然铜长于促进骨折愈合,乃伤骨科之要药,外敷内服皆效。

附1：歌赋

# 【自然铜】

自然铜乃伤科药，性平味辛擅活血。

内瘀外伤皆可用，续筋接骨是良方。

附2：现代药理研究

据现代药理学研究，自然铜促进骨折愈合，表现为骨痂生长快，量多且较成熟；对多种病原性真菌有不同程度的拮抗作用。

# 乳 香

## 一、溯本求源

乳香:源于《名医别录》。性温,味苦、平,归心、肝、脾经。功效:活血止痛,消肿生肌。常用量:5~10 克,外用适量。

## 二、临床应用

跌打损伤、胸痹心痛、痛经等瘀血阻络证。

## 三、应用指征

瘀滞肿痛,经期腹痛,胸闷胸痛等。

## 四、配伍应用

1. 乳香配伍没药、血竭、地鳖虫活血止痛,治疗跌打损伤、骨折等所致瘀血肿痛。

2. 乳香与益母草、香附、五灵脂、高良姜相伍,温经行气活血而止痛,用于脘腹疼痛,痛经。

## 五、临床注意

乳香味苦而气浊,胃弱者易致呕吐,当慎用,用量宜小。

## 六、按语

乳香性温苦平,善行善通,功擅活血止痛。

**附1：歌赋**

# 【乳香】

乳香性温味苦辛，入心入肝入脾经。

活血消肿能止痛，祛腐生肌散剂行。

**附2：现代药理研究**

据现代药理学研究，乳香有镇痛、消炎、升高白细胞的作用，并能加速炎症渗出排泄，促进伤口愈合，能明显减轻阿司匹林、保泰松、利血平所致胃黏膜损伤及应激性黏膜损伤，降低幽门结扎性溃疡指数及胃液游离酸度。

# 郁 金

## 一、溯本求源

郁金:源于《新修本草》。性寒,味辛、苦。归心、肝、胆经。功效:祛瘀止痛,行气解郁,凉血清心,利胆退黄。常用量:10~15克。

## 二、临床主治

胁痛,痛经,癥瘕,胸痹,惊痫,癫痫,黄疸,衄血等属气郁证者。

## 三、应用指征

胸胁刺痛,乳房胀痛,热病神昏,抽搐等。

## 四、配伍应用

1. 郁金配伍柴胡、香附、川芎,行气解郁,治疗胁痛、痛经、经闭、癥瘕等。

2. 郁金加仲景瓜蒌薤白白酒汤及其引申的诸方内,治疗胸痹,可增行气活血止痛之功。

3. 郁金用明矾化水共炒入煎,和蜈蚣、全虫合用,取其清心开郁,祛痰开窍,息风止痉,直入心、肝经,对癫痫发作抽搐者效佳。

4. 郁金配伍石菖蒲、鲜竹沥、天竺黄等清热化痰,开闭通窍,用于痰热蒙闭清窍,神志迷糊者。

5. 郁金配伍生地、丹皮、白茅根等相须为用,凉血止血,活血止血,治疗衄血、尿血属血热为患者,血止而不留瘀。

6. 郁金配茵陈、山栀、金钱草合用,增开郁泄胆除热之功,有利退黄。

## 五、临床注意

"十九畏"有"丁香畏郁金"条,故二者不宜同用。

## 六、按语

郁金味辛入肝,功善疏肝解郁,活血止痛,能凉血清心,清泄胆热。临床凡见证或病需行气解郁,清心解郁,活血解郁,泄胆退黄者,郁金皆可使用。

**附1:歌赋**

### 【郁金】

郁金性寒味苦辛,归心还有肝胆经。

祛瘀解郁清心火,利胆退黄亦奏功。

**附2:现代药理研究**

据现代药理学研究,郁金有保护肝细胞、促进肝细胞再生、去脂和抑制肝细胞纤维化的作用,能对抗肝脏毒性病变。 能促进胆汁分泌和排泄,对多种细菌有抑制作用,有一定的抗炎止痛作用,还有抗早孕的作用。

# 益 母 草

## 一、溯本求源

益母草:源于《神农本草经》。性微寒,味辛、苦。归肝、心、膀胱经。功效:活血祛瘀,利尿,解毒。常用量:10～30 克。

## 二、临床主治

临床上月经不调,痛经,闭经,癥瘕,经前产后腹痛,肾炎水肿属瘀血阻络者。

## 三、应用指征

经期腹痛,双下肢水肿,现代检查提示尿中蛋白阳性者。

## 四、配伍应用

1. 治月经不调,经前乳胀,益母草配香附、川芎等理气活血;治经期腹痛,配红花、桃仁、失笑散等活血止痛;治经后腹痛,配丹参、黄芪、当归等活血养血。

2. 益母草配银花,连翘,地丁等,能清热解毒,治疮痈肿毒;配丹参、赤芍、蝉衣等活血止痒,治皮肤痒疹,取其"治风先治血,血活风自灭"之理。

3. 师喜用益母草治疗慢性肾炎水肿。如"健脾活血方""温肾活血方"(《辽宁中医杂志》1991 年,第 4 期)主治慢性肾炎肾劳期,用益母草意在活血利水。

## 五、临床注意

益母草活血利水,未见瘀血之征及阴虚血少者慎用。

## 六、按语

益母草性微寒,辛、苦入肝,功擅活血化瘀,调经止痛,乃妇科要药,张景岳称为："善调妇人胎产诸症。"妇科疾病凡见有瘀血指征,皆可用之。

**附1:歌赋**

# 【益母草】

益母辛苦性微寒,归经膀胱心与肝。

"妇科要药"因活血,祛瘀解毒利尿强。

**附2:现代药理研究**

据现代药理学研究,益母草对子宫有兴奋作用,有强心、增加冠脉流量和心肌营养性血流量的作用,能降低心率,可对抗实验性心肌缺血和心律失常、缩小心肌梗死范围,并有短暂降压作用。能改善肾功能,有明显利尿作用。

# 牛 膝

## 一、溯本求源

牛膝:源于《神农本草经》。性平,味苦、酸。归肝、肾经。功效:活血祛瘀,引血下行,补肝肾,通淋涩。常用量:10～15克。

## 二、临床主治

痛经、闭经、胞衣不下等属妇科血瘀证者;高血压、头痛、眩晕属肝阳上亢者;火毒上冲之牙痛、口舌生疮,血热妄行之吐血、衄血者;跌打损伤,肝肾亏虚,淋证者。

## 三、应用指征

腰膝酸痛,下肢痿软,瘀肿疼痛,经行腹痛,头胀头晕,小便不利等。

## 四、配伍应用

1. 川牛膝配伍生地、焦山栀、白茅根、紫草、赤芍等清热凉血,引热毒下行,治疗吐血、衄血、面痘。

2. 川牛膝伍生地、川连、丹皮、生石膏等清胃凉血、引热下行,治疗胃火上炎,口舌生疮,牙龈肿痛。如玉女煎(《景岳全书》)。

3. 牛膝与地榆、槐花、罗布麻、双钩藤、生牡蛎、生龙骨配伍运用,治肝阳上亢之头胀头痛,取其味苦能降,引热下趋,折其阳亢。川、怀牛膝可相伍应用。

4. 师据"血水同源"之理用川、土牛膝配伍冬葵子、瞿麦、滑石、生地等,活血利水与清热通淋于一炉,治疗淋证水肿小便不利效好。

5. 怀牛膝与熟地、龟板、锁阳、虎骨、陈皮配伍补益肝肾,强筋健骨。如虎潜丸《丹溪心法》卷三。

## 五、临床注意

牛膝有川牛膝与怀牛膝之分,怀牛膝补益肝肾效佳,川牛膝活血化瘀,下行力强。另有一味土牛膝长于清热利咽、活血通淋,不能与牛膝同视而用。

---

**附1:歌赋**

### 【牛膝】

牛膝性平味苦酸,归肝入肾是两端。

活血祛瘀补肝肾,强筋通淋药下行。

**附2:现代药理研究**

据现代药理学研究,牛膝皂苷对子宫平滑肌有明显兴奋作用,怀牛膝苯提取物有明显的抗生育、抗着床及抗早孕作用。 牛膝含齐墩果酸具有保肝、护肝、强心等作用。 牛膝多糖能增强免疫,抑制肿瘤转移、升高白细胞和保护肝脏,并能提高记忆力和耐力。 怀牛膝能降低大鼠全血黏度,并有抗凝作用。 牛膝化学成分含蜕皮甾酮有降脂作用,并能明显降低血糖。 牛膝总皂苷可降低大鼠血压,改善大鼠脑卒中后的神经症状。 牛膝有短暂降压和轻度利尿作用,有抗炎、镇痛作用,能提高机体免疫功能。

---

# 穿 山 甲

## 一、溯本求源

穿山甲:源于《名医别录》。性微寒,味咸。归肝、胃经。功效:通经下乳,祛瘀散结,消痈排脓。煎服 5～10 克。研末服 0.5～1 克。

## 二、临床主治

临床上用于乳汁不通,痈肿疮毒,瘰疬,结节肿瘤,中风瘫痪,皮肤顽癣等。

## 三、应用指征

产后乳汁不下,关节屈伸不利,麻木拘挛等。

## 四、配伍应用

1. 乳汁不通,穿山甲与王不留行相伍,通乳下乳作用较好,有谓"穿山甲、王不留,妇人服之乳长流"之谚。另气血不足者,可配党参、黄芪、当归等;肝郁气滞者,可配柴胡、郁金、当归、川芎等。

2. 中风瘫痪、气血不足、痰瘀阻络者,穿山甲常配伍制川草乌、天麻、干地龙等活血通络、祛痰通络于一炉。

3. 风湿痹痛,穿山甲常配伍羌活、独活、乌梢蛇等活络祛湿。

4. 瘰疬、结节、肿瘤等,穿山甲常选配夏枯草、法半夏、贝母、玄参、皂角刺、泽漆等活血散结、化痰通络。

5. 牛皮癣或皮肤瘙痒症,常与白鲜皮、白蒺藜、全虫相伍活血祛风,取其"治风先治血,血行风自灭"之意。

## 五、临床注意

穿山甲其性走窜,孕妇忌服。

---

**附1:歌赋**

### 【穿山甲】

山甲咸寒归肝胃,搜风通络又活血。

痹痛中风及瘰疬,下乳消癥是良方。

**附2:现代药理研究**

据现代药理学研究,穿山甲能降低血液黏度,扩张血管壁,降低外周阻力,显著增加股动脉血流量的作用;穿山甲水提取液或醇提取液有抗炎作用,水提液尚有抗心肌缺氧,升高白细胞的作用。

---

# 人 参

## 一、溯本求源

人参:源于《神农本草经》。性微温,味甘、微苦。归肺、脾、心经。功效:大补元气,补脾益肺,生津,安神益智。常用量:3~10克,煎服。

## 二、临床主治

元气大虚、脉微欲脱,脾肺气虚、食少咳喘,肾不纳气、气短虚喘,肾气独虚、阳痿宫冷,气虚津伤、内热消渴,心气不足、惊悸失眠,久病虚羸、气血亏虚,消渴病(糖尿病)、冠心病、慢性肾炎、亚健康等证属脾肾气虚者。

## 三、应用指征

汗出不止,动则气喘,体虚乏力,心慌气短。

## 四、配伍应用

1. 人参甘温,大补元气,临床大汗、大吐、大泻、大出血或大病、久病所致元气大虚,虚极欲脱,汗出不止,脉微欲绝者,单用人参重剂煎服,如《景岳全书》独参汤,亡阳者,与附子同用,补气固脱,回阳救逆,如《正体类要》参附汤。临床上,如今遇上述症状者,多用现代医学输液救急,但接着调理,随之用参跟上,仍不失一法,对病体康复,大有裨益。

2. 人参与白术、茯苓、甘草相伍,用于脾虚气弱,倦怠乏力,食少便溏者,如四君子汤。

3. 人参与蛤蚧、胡桃肉配伍,补肾纳气,用于肺肾双亏,肾不纳气,气短虚喘,如人参蛤蚧散、人参胡桃汤。

4. 人参配伍鹿茸、葫芦巴、韭菜子、海马、海龙、海狗肾、肉苁蓉,鼓舞肾气,温肾助阳,治疗男子阳痿、女子宫冷。

5. 人参与石膏、知母配伍,治疗热病之后气虚津亏、口舌干燥,身热烦渴,方如仲景白虎加人参汤,可伍南北沙参、玉竹等,阴阳互根。

6. 人参与黄芪、茯苓、酸枣仁、生地、当归、远志、龙眼肉等相伍,归心经,益心气,安心神,补心脾之气血,治疗心气不足,症见心悸怔忡,失眠多梦,气短健忘,方如归脾丸、天王补心丹,临床常用。

7. 人参配山药、生地、茯苓、山萸肉、枸杞子等,既能补益肺脾肾之气,又能生津止渴,常用于治疗气阴两伤型消渴病(糖尿病)。若高血压者,师用西洋参易人参以避人参性温之嫌,再配以水蛭,丹参等活血之味(见《严冰中医文集》)。

8. 仲景用通阳散结,通阳涤痰,通阳消痞,通阳化痰,温阳逐寒,逐寒行气六法治疗胸痹,无一法不用人参或党参,足可佐证人参对补心气、活心血、振心阳,不可或缺。

9. 师自制健脾活血方、温肾活血方、益肾健脾活血排毒汤用于治疗慢性肾炎,皆用党参健脾益气,取"堤固渠通"之意(详见《严冰中医文集》)。

10. 人参配以他药入膏方已为常用,人参尚可打粉冲服,日 0.5~1.5 克或红参切片含化,日 3~5 片,或参芪切片泡茶皆可。

## 五、临床注意

人参性温微苦,内热阴虚者慎用。味甘大补,脾胃实邪停滞、嗳气吞酸者不宜用。师谓食参不能吃萝卜、用参不能用莱菔子等皆无稽之谈,药之入方,各担己任,但用无妨。不宜与藜芦、五灵脂同用。

**附1:歌赋**

### 【人参】

人参性温味甘苦,大补元气数人参。

需用参时先审证,切勿随便去用参。

**附2:现代药理研究**

据现代药理学研究,人参具有抗休克作用,能兴奋垂体-肾上腺皮质系统,能提高脑力功能,有抗疲劳,促进蛋白质、RNA、DNA 的合成,调节胆固醇代谢等作用,能增强机体免疫功能,增强性腺功能。还有降低血糖,抗炎,抗过敏,抗利尿及抗肿瘤等多种作用。

# 黄 芪

## 一、溯本求源

黄芪:源于《神农本草经》。性微温,味甘,微苦。归脾、肺经。功效:补气健脾,升阳举陷,益卫固表,利尿消肿,托毒生肌。常用量 10～30 克,煎服。

## 二、临床主治

脾气虚弱,中气下陷,脏器下垂,肺虚咳喘,表虚自汗,虚体感冒,气血两虚,痈疽久溃不敛者。血痹、中风后遗症、消渴病、慢性肾炎辨证属肺脾气虚者。

## 三、应用指征

气短乏力,动则汗出,食少便溏,气短喘促,咳声无力,现代检查提示蛋白尿、低蛋白血症者。

## 四、配伍应用

1. 黄芪配伍焦白术、升麻、柴胡、党参、茯苓,相须为用,益气升提,治疗脾气虚弱,中气下陷,内脏下脱,如胃下垂、肝肾下垂、脱肛、泄泻等,如李东垣的补中益气汤。

2. 黄芪与人参、紫菀、五味子等药相伍,益气补肺敛肺,用于肺虚咳喘,气短喘促,咳声无力,如《永类钤方》补肺汤。

3. 黄芪与白术、防风同用,益气固表,用于表虚自汗,动则汗出,或体虚易感冒者,名方玉屏风散,临床方家,常用不衰。

4. 黄芪与当归同用,益气补血,相得益彰。如《兰室秘藏》当归补血汤,是证皆用。

5. 黄芪与芍药、桂枝、生姜等相伍,治疗血痹,症见肌肤麻木不仁,肢节疼痛,微恶风寒,脉微涩而紧者,如《金匮要略》黄芪桂枝五物汤,严师常在此基础上加山黄肉、巴戟天等,以助益肾生血。

6. 师拟益气活血清热生津汤,用黄芪 30 克,配伍山药 30 克,红参 3～5 克,炙水蛭 10 克相伍,融益气生津与活血化瘀为一炉,治疗消渴病,取得较好疗效。(详见严冰著,《中医二论五病说》,东南大学出版社,2018 年)。

7. 师用黄芪治疗慢性肾炎蛋白尿反复出现,长期不消,脾虚为主的用黄芪与党参、白术、山药等相伍,健脾筑堤,升阳固泄;肾虚为主的,配以补肾之药,如巴戟天、葫芦巴、芡实、熟地、金樱子等,温肾填精,固肾节流,对消除蛋白尿,提高肾功能,防止慢性肾炎"变症"的出现,皆有积极的治疗意义。

## 五、临床注意

黄芪性温,功擅升提,乃益气升阳之品,阴虚阳盛、肝阳上亢者不宜用。

## 六、按语

黄芪入脾肺二经,适用于脾肺气虚证,应用广泛,有"补气诸药之最""气中血药""疮家圣药"等美誉,具生发之性,故有补气固表、补气升阳、补气活血、补气生津、补气摄血、补气利水、托毒排脓、生肌长肉等功效。

---

**附 1:歌赋**

### 【黄芪】

黄芪甘温归脾肺,补气生津升阳功。

固表生肌疮家用,利水消肿亦效彰。

**附 2:现代药理研究**

据现代药理学研究,黄芪等促进机体代谢、抗疲劳、促进血清和肝脏蛋白质的更新;有明显的利尿作用,能消除实验性肾炎尿蛋白;能升高低血糖,降低高血糖;能兴奋呼吸;能增强和调节机体免疫功能,可提高机体抗病力;有较广泛的抗菌作用;能增强心肌收缩力;能降低血小板黏附力,减少血栓形成;还有降血脂、抗衰老、抗缺氧、抗辐射、保肝等作用。

---

# 当 归

## 一、溯本求源

当归:源于《神农本草经》。性温,味甘、辛。归肝、心、脾经。功效:补血调经,活血止痛,润肠通便。常用量:10~12克,煎服。

## 二、临床主治

眩晕心悸、月经不调、经闭、痛经、肠燥便秘等血虚见症者。

## 三、应用指征

心悸失眠,面色少华,头目眩晕,大便干结难下,月经过少等。

## 四、配伍应用

1. 当归甘温质润,为补血圣药,与熟地、白芍、川芎、黄芪、人参等相伍,治疗眩晕心悸,面色不华,头目眩晕,心悸失眠辨证属血虚者,如四物汤、当归补血汤、人参养荣汤等,皆寓此意。

2. 师常用当归辨证择选熟地、白芍、川芎、桂枝、党参、白术、香附、娑罗子、广郁金等,分别治疗气虚血亏,肝郁血虚,血海虚寒所致月经不调,经量少、经闭、痛经者。如四物汤、八珍汤、温经汤、逍遥散等,皆寓此意。

3. 当归与肉苁蓉、何首乌、火麻仁、郁李仁、桃杏仁等相伍,补血以润肠通便,尤为适合老人血虚肠燥便秘。如《景岳全书》济川煎即含此意。

4. 当归择选桂枝、芍药、黄芪、川芎、醋元胡、制附片等配伍,对血虚夹瘀,寒凝腹痛,用之合拍,如当归建中汤、当归生姜羊肉汤,皆可效法。

## 五、临床注意

湿盛中满,大便泄泻者慎用。当归性温助热,味辛助散,味甘助湿,临床上凡肝阳、痰火、湿热为患不宜应用。当归性温,味辛活血,味甘补血,临床上凡月经过多,崩漏不止,见有热象者,不宜应用,慎防辛散活血,出血不止。

# 六、按语

当归乃妇科要药,经带胎产诸病皆可择用,其性甘,补血养血之首选,凡血虚者宜选用,其性润属阴,老人血虚津亏之便秘尤当用之。

附1:歌赋

## 【当归】

当归甘温(辛)肝心脾,补血还兼活血功。

调经止痛是圣药,润肠能令大便通。

附2:现代药理研究

据现代药理学研究,当归对子宫有兴奋作用,有明显的抗血栓作用。

# 阿 胶

## 一、溯本求源

阿胶:源于《神农本草经》。性平,味甘。归肺、肝、肾经。功效:补血滋阴、止血。常用量:5～15克,入汤剂宜烊化冲服。

## 二、临床主治

诸虚劳不足,眩晕心悸,热病伤阴,失眠,肺燥劳嗽咳血,吐血尿血,便血崩漏,妊娠胎漏等证属血虚者。

## 三、应用指征

面色苍白,头昏心慌,虚烦不眠,月经量少,月经淋漓不尽等。

## 四、配伍应用

1. 师常用阿胶烊化冲服,或选配人参、黄芪、冬虫夏草等打粉服用,用于癌症术后,或放化疗后,精神不佳,疲惫无力者,对增强免疫功能,促进康复,大有裨益。

2. 阿胶与炙甘草、桂枝、人参、麦冬等合用,益气滋阴,通阳复脉,治疗阴血阳气虚弱,心脉失养证,如《伤寒论》名方炙甘草汤,临床应用较广。

3. 阿胶与生地、白芍、牡蛎等配伍,滋阴养血,柔肝息风,主治热病伤阴,阴血不足,虚风内动,如阿胶鸡子黄汤。手足瘛疭较甚者,可与龟板、鳖甲同用,如淮阴吴鞠通的大定风珠,以加强育阴潜阳之力,共奏滋阴养血,柔肝息风之功。

4. 阿胶配伍牛蒡子、杏仁、麦冬、天冬等,养阴润肺,清热止血,用于肺虚有热,痰中带血,临床效好,如补肺阿胶汤即寓此意。

5. 阿胶味甘质黏,乃止血要药,与健脾益气之白术、党参相伍,可补气摄血,与归经肺胃、收敛止血之白及、花蕊石相伍治疗咯血、吐血,与凉血止血之槐花炭、地榆炭相伍治疗便血,配伍血余炭、生地、当归、仙鹤草等治疗崩漏,可因需相伍。

## 五、临床注意

本品滋腻,有碍消化,脾胃虚者慎用。阿胶其性补益,有恋邪之弊,凡外感初起,不论风寒、风热皆属不宜。

## 六、按语

阿胶性平味甘,擅补阴血,临床治血虚、虚劳证,当属首选。择药配伍又可止血,可用于多种出血证,如阴虚有热之衄血、咯血、呕血、便血、崩漏等,皆属当选。

---

**附1:歌赋**

### 【阿胶】

阿胶甘平肺肝肾,补血滋阴润燥功。

味甘质黏能止血,免疫抗癌立新功。

**附2:现代药理研究**

据现代药理学研究,阿胶有显著的补血作用,疗效优于铁剂。

---

# 沙 参

## 一、溯本求源

沙参:源于《本草汇言》。性微寒,味甘。归肺、胃经。功效:清肺养阴,益胃生津。常用量:10~15 克,煎服。

## 二、临床主治

肺胃阴虚,燥热咳嗽,热病伤津,消渴皆当首选。

## 三、应用指征

口干口渴,干咳无痰或痰少燥咳,或痰中带血者。

## 四、配伍应用

1. 南沙参与麦冬、天冬、甜杏仁相伍,润肺止咳;与川贝、白及、天冬、花蕊石等相伍,润清止血,治疗阴虚肺燥,咳嗽咯血,不可或缺。

2. 北沙参与生地、石斛、山药相伍,益胃生津,用于胃阴不足,饥不欲食。师对于临床上阴津亏损严重,胃镜检查提示萎缩性胃炎者,还常加乌梅、甘草酸甘养阴,化液生津。

3. 师认为消渴病的病机多为气阴两虚,瘀血阻络。故消渴病无论有无口干口渴,益气养阴为治本之举。可用黄芪、山药、沙参、水蛭、丹参相伍,益气养阴,活血通络,相得益彰。

4. 沙参与山药、太子参、生麦芽相伍,生发养阴,用于癌症病人行放疗后,口干欲吐,不思纳谷者,首当选之。

## 五、临床注意

风寒咳嗽不宜服用。

## 六、按语

南、北沙参性寒味甘,甘寒生津,入肺、胃二经,临床凡肺胃阴虚、阴伤皆可用之。北沙参味微苦,苦能生燥,脾喜燥恶湿,与脾有利;北沙参甘寒生津,胃喜润恶燥,与胃有利,故用于治脾胃多取北沙参。南沙参质较轻清,气味俱薄,擅入上焦而养肺阴、清肺热、润肺燥,且有化痰之功,故用于治肺多取南沙参。

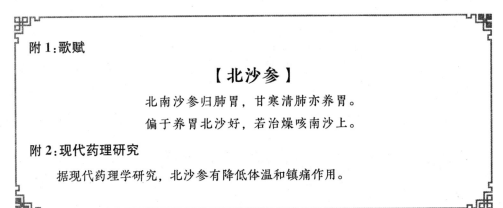

附1:歌赋

### 【北沙参】

北南沙参归肺胃,甘寒清肺亦养胃。

偏于养胃北沙好,若治燥咳南沙上。

附2:现代药理研究

据现代药理学研究,北沙参有降低体温和镇痛作用。

# 枸 杞 子

## 一、溯本求源

枸杞子:源于《神农本草经》。性平,味甘。归肝、肾、肺经。功效:滋补肝肾,明目,润肺。常用量:10～12 克,煎服。

## 二、临床主治

虚劳精亏,阳痿遗精,内障不明,消渴病、高血脂、高血压等属肝肾阴虚证者皆可应用。

## 三、应用指征

腰膝酸痛酸软,眩晕耳鸣,须发早白,牙根松动,两目干涩等。

## 四、配伍应用

1. 枸杞子与女贞子、墨旱莲、生地、熟地等相伍,增滋阴养血之功,常用于肝肾阴虚,虚劳精亏,眩晕耳鸣者。

2. 杞子与何首乌、女贞子、墨旱莲、山萸肉等配伍,益肾养血。须发早白、牙根松动者可用,如《积善堂方》七宝美髯丹之意。

3. 枸杞子与熟地、山萸肉、菊花等同用,养肝明目。用于肝肾亏虚,两目干涩,内障不明者。

4. 治疗消渴病,枸杞子和黄芪、山药、生地同用,益气养阴、清热滋阴,不可或缺。

5. 枸杞子与生地、山药、桑寄生等同用,滋肝益肾以调节阴阳,而奏降压之功,如师拟方——活血潜降汤(江苏中医,1998 年,第 8 期)。

6. 枸杞子与山萸肉、灵芝、首乌、黄芪、党参等相伍,益肾生血、益气养血,再配伍抗癌之味治疗肿瘤病人放、化疗后,体虚无力,头发脱落。

## 五、临床注意

枸杞子滋阴生津，凡形体丰满、痰湿之体及湿浊内停者不宜常用。

## 六、按语

枸杞子性平而润，入肝肾，补精益血，乃补肝肾之阴首选药，适用于虚证，如《本草汇言》谓："枸杞子能使气可充，血可补，火可降，风湿可去，有十全之妙用焉"。

---

附1：歌赋

### 【枸杞子】

杞子甘平归肝肾，肝肾阴虚诸虚症。

降压降糖降血脂，抗癌抗衰立新功。

附2：现代药理研究

据现代药理学研究，枸杞子对免疫有促进作用，同时具有免疫调节作用；可提高血睾酮水平，起强壮作用；对造血功能有促进作用。还有抗衰老、抗突变、抗肿瘤、降血脂、保肝及抗脂肪肝、降血糖、降血压作用。

---

# 麦冬

## 一、溯本求源

麦冬:源于《神农本草经》。性微寒,味甘、微苦。归胃、肺、心经。功效:养阴润肺,益胃生津,清心除烦。常用量:10~12克,煎服。

## 二、临床主治

失眠,干咳,喉痹,津伤,消渴病、冠心病属阴亏者。

## 三、应用指征

口干口渴,干咳少痰,烦躁寐差,咽痛等。

## 四、配伍应用

1. 麦冬与生地、酸枣仁相伍,共奏养心阴,安心神之功,用于心阴不足,失眠多梦者,如天王补心丹。

2. 麦冬与杏仁、梨皮、南沙参同用,养肺阴,清肺热,润清合一,用于肺燥咳嗽,如清燥救肺汤。

3. 师常用麦冬与玄参、甘草、桔梗同用,即玄麦甘桔汤之意,清喉润肺,治疗喉痹咽痛,声音嘶哑,咽干无津等。

4. 麦冬与生地、玉竹、沙参相伍,用于热病伤津,口干咽燥,食欲不佳者,能复胃阴,和胃气,增食欲。如《温病条辨》益胃汤。

5. 麦冬与黄芪、山药、天花粉相伍,益气生津用于治疗消渴病,不可缺少。

6. 麦冬与五味子、人参同用,如参麦饮,用于冠心病、心肌缺血、心律失常属气阴两虚者,乃最佳组合。

## 五、临床注意

脾胃虚寒,外感风寒表阳被遏咳嗽者不宜用。麦冬养阴生津,有助湿之弊,脾虚湿盛、痰饮湿浊、中焦痹阻者不宜用。

## 六、按语

麦冬味甘性寒,清热生津,肺胃燥热、心阴不足当首选之药,兼便秘者,麦冬可用至 15 克,甘寒质润,兼能润肠,双楫并举,优选入方。

---

**附 1:歌赋**

### 【麦冬】

麦冬微苦甘微寒,归心归肺归胃经。

清心养心少不了,养肺滋胃亦选它。

**附 2:现代药理研究**

据现代药理学研究,麦冬能升高低血糖,降低高血糖,对心肌缺血有明显保护作用,有改善左心室功能与抗休克作用,还有一定的镇静和抗菌作用。

---

# 鳖甲

## 一、溯本求源

鳖甲:源于《神农本草经》。性寒,味甘、咸。归肝、肾经。功效:滋阴潜阳,退热除蒸,软坚散结。煎服,常用量:10~30克,宜先煎。

## 二、临床主治

阴虚发热,骨蒸潮热,阴虚风动,手足瘛疭,癥瘕积聚,女子经闭等。

## 三、应用指征

夜热早凉,热退无汗,现代检查提示肝脾肿大、肝硬化等。

## 四、配伍应用

1. 鳖甲与龟甲、生地、青蒿等同用,滋阴清热,用于阴虚发热,夜热早凉,热退无汗者。如名方《温病条辨》青蒿鳖甲汤。鳖甲与龟板、知母、黄柏等相伍滋阴降火,用于阴虚内热,盗汗遗精;生鳖甲与生牡蛎等相伍滋阴潜阳,用于阴虚阳亢,头昏目眩,各有所主。

2. 鳖甲咸而微寒,入血而走阴分,阴血亏虚见有手足瘛疭者,常与生龟甲、生地、牡蛎等配伍应用。如大定风珠,即寓此意。

3. 鳖甲与丹皮、桃仁、土鳖虫同用,软坚散结,治疗癥瘕积聚,相当今之肝脾肿大、肝硬化、肝癌等。如《金匮要略》鳖甲煎丸。上述病症兼气虚者加黄芪、党参等益气活血,兼血虚者加当归、黄芪补血活血。

4. 鳖甲味咸性寒,质重而潜下,乃血肉有情之品,临床血瘀经闭者,常与血肉有情之品地鳖虫相伍,两情相合,活血养心、滋阴生血,相得益彰。

## 五、临床注意

鳖甲性寒质腻,脾胃虚寒忌用,食欲不振、大便稀溏者当慎用。

## 六、按语

鳖甲咸寒,走阴分,入肝肾,功擅滋阴潜阳,生用滋阴力强,故滋阴潜阳宜生用,醋炙散结力增,所以软坚散结醋炙为佳。鳖甲其现代药理研究有抗肿瘤,护肝,降低胆固醇、甘油三酯,抗疲劳,补血等作用,临床凡肿瘤病人,老年抗衰防老,高脂血症者,鳖甲皆可在辨证前提下相伍应用。

---

**附 1：歌赋**

### 【 鳖甲 】

鳖甲咸寒归肝肾，滋阴潜阳善除蒸。

软坚散结抗肿瘤，护肝降脂立新功。

**附 2：现代药理研究**

据现代药理学研究，鳖甲能增强免疫功能，能保护肾上腺皮质功能；能促进造血功能，提高血红蛋白含量；能抑制结缔组织增生；有防止细胞突变作用，还有一定镇静作用。

---

# 鹿茸

## 一、溯本求源

鹿茸:源于《神农本草经》。功效:补肾阳,益精血,强筋骨,调冲任,托疮毒。常用量:1~2克,研末冲服,用量应由少量渐增为宜。亦可入酒泡服。

## 二、临床主治

肾阳亏虚,精血不足,阳痿遗精,宫冷不孕,未老先衰,少儿先天不足,发育迟缓以及阴疽等是证者。

## 三、应用指征

畏寒怕冷,腰脊冷痛,腰膝酸软,眩晕耳鸣,神疲乏力等。

## 四、配伍应用

1. 鹿茸与人参、龟甲、枸杞子、黄芪、当归等同用,如《医便》龟鹿二仙胶和《中国医学大辞典》参茸固本丸,用于诸虚劳损,阳痿遗精,宫冷不孕。复方还与山萸肉、巴戟天、甘杞子、狗脊等相须为用,补肾益精。

2. 鹿茸打粉吞服,0.5~1克/次,每日1~2次,或鹿茸10克放入500 ml高度白酒中浸泡一周后服用,每日服用25 ml。用于肾阳不足,精血亏虚,畏寒怕冷,以及骨折久不愈合者。

3. 鹿茸配伍黄芪、地鳖虫、山萸肉、桂枝、麻黄、白芥子等温阳补血,散寒通滞,临床上贴骨疽、脱疽、流注、痰核、鹤膝风等,症见患处漫肿无头,皮色不变,酸痛不热等均可应用,功在布阳而驱散阴霾。

## 五、临床注意

鹿茸虽无毒,但其性温壮阳,热证、火证、阴虚火旺、血虚血热者皆不宜用。年少者虽有肾虚之征,鹿茸应忌,不可操之过急而妄用、滥用、误用。

## 六、按语

鹿茸性温助阳、味甘能补、味咸入肾。为温补元阳、补益精血、强筋健骨、防衰抗老之要药,有"东北三宝"之称。

---

**附1:歌赋**

### 【鹿茸】

鹿茸甘咸温肝肾,能壮肾阳益精血。

强筋壮骨冲任用,阴疽疮肿需配伍。

**附2:现代药理研究**

据现代药理学研究,鹿茸能使心缩幅度缩小,心率减慢,并使外周血管扩张,血压降低。有明显抗脂质过氧化作用及抗应激作用。

---

# 冬虫夏草

## 一、溯本求源

冬虫夏草：源于《本草从新》。性温，味甘。归肾、肺经。补肾益肺，止血化痰。常用量：5 克，煎服。

## 二、临床主治

肾虚精亏，肺气虚弱，以及病后体虚者。

## 三、应用指征

腰膝酸软，阳痿遗精，虚劳咳喘，劳嗽咳血，动则气喘，不能平卧。

## 四、配伍应用

1. 肾虚精亏，阳痿遗精，腰膝酸痛，冬虫夏草药性甘温，补肾益精，有兴阳起痿之功。上述是证者可用，虫草可打粉吞服，每日 1～3 克；或用酒浸泡服用，1 斤白酒，加虫草 15～30 克。酒浸泡可与杜仲、巴戟天、海马等同用。

2. 久咳劳嗽，或痰中带血，虫草补肾益肺，止血化痰，止咳平喘，可单用，或与沙参、川贝、阿胶、白及同用。

3. 咳喘，动则喘甚，不能平卧，肺肾双亏，肺不主气，肾不纳气，气虚而喘，虫草与蛤蚧、胡桃肉等同用。

4. 病后体虚，自汗怕冷，神疲无力，未老先衰，据药食同源，虫草可与鸡、鸭、瘦猪肉炖服，补肾固本、补肺益气、尚兼固表之功。

5. 抗血脂、抗血栓、抗心肌缺血，虫草可单用，或择选决明子、绞股蓝、生山楂、丹参、三七、人参、麦冬、五味子等同用。

6. 抗癌，凡各种癌症，术后或行放化疗后，血气双亏，脏腑功能低下，精气神不足，身无力，纳谷不香，夜寐不宁者，皆可用虫草内服，或配与辨证方中，相得益彰。

## 五、临床注意

虫草性温,外感温热、素体阳热亢盛者不宜用。据有关资料提示:虫草有性激素样作用,发育期患者当慎用,前列腺癌患者用之有加速转移之虞,故当忌用。

## 六、按语

冬虫夏草味甘性温,功擅补虚,诸虚劳损、病后体虚皆可药用,亦常与鸡、鸭、瘦猪肉炖服,作食疗之用,有补肾固本、补肺益气之功。但其价格昂贵,限制了其临床应用,汤剂使用较少,多用于膏方、食疗等。

---

**附 1:歌赋**

### 【冬虫夏草】

虫草甘平归肺肾,补肺补肾治劳嗽。

阳痿虚喘皆堪治,诸痨虚损宝虫草。

**附 2:现代药理研究**

据现代药理学研究,虫草对中枢神经系统有镇静、抗惊厥、降温等作用,对体液免疫功能有增强作用。可明显抑制肉瘤等肿瘤的成长,对应激性心肌梗死、急性肾衰竭有一定的保护作用。

# 杜 仲

## 一、溯本求源

杜仲:源于《神农本草经》。性温,味甘。归肝、肾经。功效:补肝肾,强筋骨,安胎。常用量:10~15克,煎服。

## 二、临床主治

肝肾不足,肾虚阳痿,眩晕,妊娠漏血,肿瘤,高血压等。

## 三、应用指征

腰膝酸痛,妇女经期腰痛,胎动不安,小便频数,外伤腰痛,阳痿,头晕目眩。

## 四、配伍应用

1. 杜仲与川断、山萸肉、菟丝子相伍,补肝肾,强筋骨,用于肾虚腰痛;杜仲与独活、桑寄生、细辛等相伍,温经通络,用于寒湿腰痛,如独活寄生汤。

2. 用于外伤腰痛,杜仲与骨碎补、桂枝、红花、丹参、三七相伍,既能活血,又能散寒,即有一分伤即有一分寒之意。

3. 杜仲与当归、川芎、益母草等配伍,既补肾家,又能活血养血,用于如女经期腰痛,尤为适合。

4. 师常用杜仲和牛膝、杞子、山萸肉等配伍,益肾充脑用于肝肾不足,头昏目眩。

5. 杜仲配续断、桑寄生、菟丝子、苎麻根等入肾元而安胎,如寿胎丸,用于妊娠漏血,胎动不安。轻者杜仲单用煎汤即可,如《圣济总录》杜仲丸,杜仲一味30~60克,煎服。

6. 师常用杜仲作配药与川牛膝、钩藤、丹参、地龙、泽泻等同用调节血压有效。

7. 杜仲甘温,归肝肾经,擅补肝肾,出于此的,师在为肿瘤病人或健康防老、亚健康人拟冬补膏方时,常选杜仲配以辨证用药和辨病用药熔于一炉,补肝益肾而增强体质。

## 五、临床注意

杜仲属温补之品,外感热病、内热诸症以及阴虚火旺者皆属不宜。若手足麻木、头目眩晕属肝阳上亢者需配滋阴潜阳之品如川牛膝、钩藤、石决明等,勿单独使用。

## 六、按语

杜仲性温味甘而益阳,擅补肝肾,归经肝肾而强筋壮骨。肝肾不足、筋骨无力当首选。又"冲任二脉起于肾下胞中""冲为血海,任主胞胎",故临床凡因肾脏虚寒或外力致伤之胎元不固、胎动不安亦当首选。杜仲可生用或盐水炒用,咸味入肾,杜仲盐水炒后补肾作用增强。

附1:歌赋

### 【杜仲】

杜仲甘温归肝肾,白丝浓密色紫好。

强筋壮骨益肝肾,抗癌防衰少不了。

附2:现代药理研究

据现代药理学研究,杜仲有明显的降压作用。

# 巴 戟 天

## 一、溯本求源

巴戟天:源于《神农本草经》。性微温,味辛、甘。归肝、肾经。功效:补肾助阳,祛风除湿。常用量:6～15克,煎服。

## 二、临床主治

肾阳不足,阳痿遗精,风湿痹证,宫冷不孕者。

## 三、应用指征

少腹冷痛,腰酸膝冷,四末不温,肢体乏力,筋骨痿软等。

## 四、配伍应用

1. 巴戟天与淫羊藿、仙茅、甘杞子配伍,温肾壮阳,用于肾阳不足,命门火衰,阳痿不育等,如《景岳全书》赞育丸。师在方中常加鱼鳔,并嘱病人多食虾籽、鱼籽,对男子肾虚不育者,每获佳效。

2. 巴戟天与肉桂、山萸肉、小茴香相伍,暖宫散寒、调理冲任,用于下元虚冷,少腹冷痛,月经不调,宫冷不孕。

3. 巴戟天与杜仲、川断、五加皮、狗骨相伍,入肝肾,补肾阳,强筋骨,能祛风除湿散寒,用于风湿痹证,筋骨痿软。

4. 师冬季拟膏方,常在因人因时因病因证条件下用巴戟天与其他药配伍作膏,用于早衰、身体处于亚健康或肿瘤患者证属肝肾亏虚者,以增阳升阴长、调和阴阳之功。

## 五、临床注意

巴戟天性温属阳,肝肾阴虚、内热较盛、青年阳强以及血虚有热者皆属不宜。

## 六、按语

巴戟天性温助阳,肾阳不足,腰膝酸软皆属首选,本品与山萸肉归经巧同,皆有补益肝肾之功,然山萸肉味酸而温,温补收敛力强,巴戟天味甘微温,补肾助阳效好,师常常二者合用,取其补益肝肾,而无一丢失,相得益彰。

**附1:歌赋**

### 【巴戟天】

巴戟微温味辛甘,其药归经为肾肝。

功擅补肾能壮阳,强筋壮骨祛风湿。

**附2:现代药理研究**

据现代药理学研究,巴戟天有明显的促肾上腺皮质激素样作用。

# 麻 黄

## 一、溯本求源

麻黄:源于《神农本草经》。性温,味辛,微苦。归肺、膀胱经。功效:发汗解表,宣肺平喘,利水消肿。常用量:生用 3～5 克,炙用 5～10 克,煎服。

## 二、临床主治

风寒感冒,肺寒咳喘,寒痰停饮,风水水肿。

## 三、应用指征

恶寒发热,无汗而喘,咳痰清稀,鼻塞流涕,面睑水肿等。

## 四、配伍应用

1. 生麻黄配伍桂枝,相须为用,发汗散寒之力尤强,用于风寒感冒,恶寒发热无汗,恶寒重发热轻。如《伤寒论》麻黄汤。

2. 麻黄与细辛、干姜、半夏配伍,解表散寒,温肺化饮。用于肺寒咳嗽,寒痰停饮,如仲景《伤寒论》小青龙汤。

3. 麻黄配石膏、杏仁、甘草,方名麻杏石甘汤。用于外感风邪,邪热壅肺,症见发热喘急等。麻黄之辛和石膏之寒相配,宣为清用,宣清结合。麻黄其性微苦能降,石膏大寒能清,苦为寒用,寒因苦降。共奏宣清平喘之功。

4. 麻黄配白术、杏仁、防风、茯苓皮、浮萍草等宣发肺气,利水消肿,用于风水水肿,症见眼睑水肿,继则四肢,甚则全身者。如仲景越婢加术汤。

5. 麻黄和连翘相伍,宣肺利水,清热解毒,用于水肿,湿毒偏重者,如仲景麻黄连翘赤小豆汤,即寓此意。

6. 麻黄与熟地、鹿角胶、白芥子、肉桂、炮姜、甘草相伍,融温散行滞、消痰通络、温行散消为一炉,用治阴疽、流注、痰核、鹤膝风,其皮肤色白不变,漫肿酸痛,疼痛不甚者效好,如阳和汤法。

## 五、临床注意

麻黄性温而苦,其性燥烈,易伤阴动血,凡阴虚血热,如咯血、便血以及表虚自汗、阴虚盗汗及肺肾虚喘者皆当慎用。

## 六、按语

· 麻黄性温味辛,宣肺走表,功擅发散风寒,风寒表证第一选药。味辛微苦,入肺家,能宣能降,宣肺平喘乃首选,归经肺与膀胱,辛散苦降,利水而消肿,风水水肿、风湿在表皆当选用。

---

附 1:歌赋

### 【麻黄】

麻黄解表功归肺,利水平喘发汗强。

若欲发汗须配伍,麻桂同用力才强。

附 2:现代药理研究

据现代药理学研究,麻黄有发汗、解热、缓解支气管平滑肌痉挛、利尿的作用。能兴奋心脏,收缩血管,升高血压,对中枢神经系统有明显兴奋作用。对流感病毒有抑制作用,有抗炎、抗病原微生物作用。

---

# 桂 枝

## 一、溯本求源

桂枝:源于《神农本草经》。性温,味辛、甘。归心、肺、膀胱经。功效:发汗解肌,温通经脉,助阳化气,平冲降逆。常用量 5～10 克,寒凝痼疾,心阳痹阻,不必拘此用量。

## 二、临床主治

风寒表虚证,风寒湿痹,胸痹胸痛,痰饮证,水肿,痛经,闭经等,临床阳气不足,络脉痹阻行而不畅或不通阻塞者,皆属当用。

## 三、应用指征

汗出恶风,肩背肢节酸痛,畏寒怕冷,胸闷胸痛等。

## 四、配伍应用

1. 桂枝配白芍,用于外感风寒,表虚有汗而表证不解,恶风者,共奏解肌发表,调和营卫之功,则卫气自和而病已。

2. 桂枝配附子、生姜相须为用,起祛风除湿,温经通络之效,用于风寒湿痹,肩背肢节酸痛。如《伤寒论》桂枝附子汤。

3. 桂枝配白术、茯苓温运脾阳,化湿利水,治疗痰饮证,阳气不行,水湿停留。如《金匮要略》苓桂术甘汤。

4. 桂枝配瓜蒌、薤白等,温通心阳,用于胸痛属心阳不振者,如瓜蒌薤白桂枝汤;若心悸,脉结代,桂枝与炙甘草、人参、阿胶等配伍,借通心阳以助复脉。如《伤寒论》炙甘草汤。

5. 桂枝配桃仁、丹皮等,借温以通,温通血脉,以行瘀滞,用于妇女腹腔癥瘕(如今之子宫肌瘤),如效方仲景桂枝茯苓丸。师临床还常选配黄芪、土鳖虫、白芥子、皂角刺、泽漆等,共奏益气活血,化瘀散结,消散肿瘤之功。

6. 妇女寒性闭经、痛经、产后因寒腹痛,桂枝温通经络。成无己谓:"桂枝治泄奔豚,散下焦蓄血",即含此意,如温经汤。

7. 桂枝配伍芍药、甘草、大枣、生姜等温中补虚,温里缓急,用于脘腹拘急疼痛或胃脘隐痛,如仲景小建中汤。兼嗳气常选配八月札、木蝴蝶、丁香以温通气机。

## 五、临床注意

1. 桂枝其性热,阴虚阳盛,温热病当忌用。

2. 温病学家吴鞠通《温病条辨》一书中,第一方即桂枝汤,颇多争议,亦都有理,学者自酌。师认为温热病属实,用则不宜。

3. 孕妇及月经过多者用当慎。如当用则用,可加减配伍,不可单用。

## 六、按语

《本经疏证》谓:"桂枝能利关节,温通脉……其用之有六:曰和营,曰通阳,曰利水,曰下气,曰行瘀,曰补中。其功最大,施之最广,无如桂枝汤,则和营其首功也。"师认为主要抓住桂枝一个"温"字,温能散,温助行,温助通,温祛寒,温能助阳行。用桂枝治病,欲达目的,配伍择药十分重要,用当掂量。

---

**附 1:歌赋**

### 【桂枝】

桂枝解肌能发表,温通经络又通阳。

寒痰饮瘀皆不通,莫忘桂枝屡建功。

**附 2:现代药理研究**

据现代药理学研究,桂枝有降温、解热作用。对金黄色葡萄球菌、白色葡萄球菌、伤寒杆菌、常见致病皮肤真菌、痢疾杆菌、肠炎沙门菌、霍乱弧菌、流感病毒等均有抑制作用。有健胃、缓解胃肠道痉挛、利尿、强心、镇痛、镇静、抗惊厥、止咳、祛痰作用。

# 细 辛

## 一、溯本求源

细辛:源于《神农本草经》。性温,味辛。归心、肺、肾经。功效:解表散寒,祛风止痛,通窍,温肺化饮。常用量:3克。

## 二、临床主治

风寒感冒咳嗽,痰饮伏肺。肾虚寒入厥少。鼻渊,风湿痹痛等。

## 三、应用指征

咳嗽痰白清稀,鼻塞,流涕,头痛,牙痛,痹痛,足跟痛,少腹痛等。

## 四、配伍应用

1. 细辛配伍台乌药、小茴香、肉桂温肾散寒相合,直入厥少。用于男子寒疝,女子痛经,足跟少腹疼痛等寒证。

2. 细辛配鹿衔草、桑寄生、独活、防风走窜经络,发散风寒;配杜仲、牛膝等强筋壮骨,用于风寒湿痹。

3. 风火牙痛,用细辛配白芷、生石膏、黄连、荜茇煎水,漱咽,疼痛即止。

4. 细辛配麻黄、桂枝、干姜,散寒解表,温肺化饮,用于外感风寒,寒饮内停,咯痰色白清稀者。

5. 细辛与白芷、辛夷花相伍,散风寒,通鼻窍,治疗鼻渊病症见鼻塞、流涕、头痛者。

6. 细辛配蛤蚧、山萸肉、紫石英、人参等温肾纳气,用于肺肾虚寒咳喘不能平卧者。

## 五、临床注意

细辛具浓烈的香散之性,有伤津耗液之弊,故凡阴虚阳亢、阴虚火旺当属不宜。关于"辛不过钱"之说,师认为辨证准确,不必拘泥,《中药学》认为常用量 1～3 克,丸散剂 0.5～1 克,师常用量 5～12 克/剂入煎,达到教科书中最大用量的 4 倍,更有个别病案,剂用 30 克,未见毒副作用,反见奇效。

## 六、按语

细辛芳香,功擅宣通走窜,走而不守,外散风寒,内祛里寒,凡寒邪实证,不分表里,不分脏腑皆可选用,尤其心、肺、肾三经。

**附 1:歌赋**

### 【细辛】

细辛辛温善走散,散寒祛风止痛良。

辛不过钱是古言,温肺化饮有奇功。

**附 2:现代药理研究**

据现代药理学研究,细辛有抗炎、解热、镇静、抗惊厥及局麻作用。 可使中枢神经系统先兴奋后抑制,显示一定毒副作用。 对溶血性链球菌、痢疾杆菌及黄曲霉素的产生,均有抑制作用。 可对抗吗啡所致的呼吸抑制。 有强心、扩张血管、松弛平滑肌、增强脂代谢及升高血糖等作用。

# 紫 苏

## 一、溯本求源

紫苏:源于《名医别录》。性温,味辛。归肺、脾经。功效:解表散寒,行气和胃。常用量:3~10克,煎服,不宜久煎。

## 二、临床主治

感冒风寒,或兼食滞,或兼气滞,或兼气虚,或兼呕吐者;暑湿感冒,胸闷不舒,呕吐不止者,加减可用;妊娠呕吐者配伍可用。

## 三、应用指征

鼻塞流清涕,恶寒畏风,呕吐等。

## 四、配伍应用

1. 紫苏配生姜发散风寒,开宣肺气,用于风寒感冒。兼咳嗽者,配杏仁、前胡等,如《温病条辨》杏苏散。

2. 苏梗配半夏行气宽中,和胃止呕;配藿香、佩兰化湿止呕;配黄连辛开苦降,清胃止呕,权衡辨证,各有所主。

3. 紫苏与陈皮、砂仁、焦白术、黄芩等相伍,既能止呕,又能安胎,用于妊娠呕吐,无二选择。

## 五、临床注意

紫苏味辛发散,气虚自汗者慎用。紫苏功擅行气和中止呕。临床中凡脾胃气滞,胸闷不舒,呕吐不止者,不论属寒属热,皆可配伍用之。根据观察,紫苏和中之力大于解表之功,祛风寒表证,紫苏不及荆芥、防风。紫苏子功擅降气开郁,性润滑,故脾虚滑泄者,当慎用。

**附 1：歌赋**

# 【紫苏】

紫苏解表兼行气，因其辛温归脾肺。

理气宽胸消痞胀，止吐安胎是良方。

**附 2：现代药理研究**

据现代药理学研究，苏叶有缓和的解热作用，有促进消化液分泌、增进胃肠蠕动的作用；能减少支气管分泌，缓解支气管痉挛。对大肠杆菌、痢疾杆菌、葡萄球菌均有抑制作用。能缩短凝血时间和凝血活酶时间。

# 荆 芥

## 一、溯本求源

荆芥:源于《神农本草经》。性温,味辛。归肺、肝经。功效:解表散风,透疹,消疮。常用量:5~12 克,煎服。

## 二、临床主治

风寒感冒,风疹瘙痒,麻疹初期,疮疡初起,衄血、便血、崩漏、下痢等与风毒相关者。

## 三、应用指征

恶寒发热,头痛无汗,皮肤瘙痒等。

## 四、配伍应用

1. 荆芥配防风、羌活祛风解表,相须为用。用于外感风寒,头痛发热,恶寒无汗。如《摄生众妙方》荆防败毒散。

2. 荆芥配伍银花、连翘、薄荷、桔梗、蝉衣、玄参,疏风清热,利咽消肿,熔宣开清润于一炉,用于咽喉疼痛、语声不扬者。

3. 荆芥配黄芪、当归、防风、白蒺藜养血祛风而止痒,用于风疹瘙痒见疹色白者;荆芥配赤芍、丹皮、蝉衣凉血祛风而止痒,用于风疹瘙痒,症见疹色红者。

4. 荆芥炒炭入煎,与生地、白茅根、黄芩配伍,清上焦火,治疗吐血、衄血;与地榆、槐花相伍,清下焦火,治疗便血、痔血,皆优选组合。

## 五、临床注意

荆芥微温不烈,药性缓和,外感表证无论寒热均可应用,用于解表不宜久煎。

## 六、按语

荆芥质轻味辛,其性温散,入肺经,生用能消散在表风邪。炒用入血分,去血中之风,有"血中之风药"之称,发表祛风是其主要作用。

附1:歌赋

### 【荆芥】

荆芥轻扬能发表,祛风解表是良药。

风寒风热在配伍,疮疡血痢亦是方。

附2:现代药理研究

据现代药理学研究,荆芥可增强皮肤血液循环,增加汗腺分泌,有微弱的解热作用;对金黄色葡萄球菌、白喉杆菌有较强的抑菌作用。 荆芥炭能使出血时间缩短,有镇痛、抗炎、抗补体作用。

# 防 风

## 一、溯本求源

防风:源于《神农本草经》。性微温,味辛甘。归膀胱、肝、脾经。功效:祛风解表,胜湿止痛,止痉。常用量:10克。

## 二、临床主治

风寒头痛、风湿头痛、风疹瘙痒,肝脾泄泻。

## 三、应用指征

头痛恶风,皮肤瘙痒,腹痛肠鸣,腹胀泄泻等。

## 四、配伍应用

1. 防风辛温发散,能祛风止痒,风寒风热、血虚风燥、湿热郁于腠理所致风疹瘙痒,皆可用防风配伍应用。如《和剂局方》消风散、《医宗金鉴》消风散、《外科正宗》消风散等。皆各有所专,可因需择方。值得一提的是临床症见瘙痒腹痛交替发作者,腹痛甚风疹渐消,风疹甚则腹痛止,互相交替出现,此说明邪在皮毛,渐而由表入里,影响肠道,师用防风配大黄外散内攻,两相兼顾,则疹消痛止。

2. 防风甘缓微温,配黄芪、白术,散中寓补,补中寓疏,共奏益气固表止汗之功,如《究原方》玉屏风散。

3. 防风配白附子、全蝎等搜络中之风,治疗顽固性头痛、破伤风。

4. 防风30克,配槟榔30克、生大黄10克、干姜10克,为师自制槟风军姜汤,用于慢性泄泻、慢性痢疾、慢性肠炎等,症见腹部阵痛、肠鸣、大便夹有泡沫者,类似西医谓菌群失调症、慢性肠炎,用至大便其色转黄,方可停药。师谓防风可祛肠道弯曲之风,实则是祛肠道之湿。

5. 防风辛温发散,气味俱升,配伍羌活、藁本,祛风除湿止痛,治疗外感风湿头痛,症见头痛如裹,身痛肢痛者,如《脾胃论》羌活胜湿汤。

## 五、临床注意

防风辛温,凡出血及火旺者慎用。误用易引起鼻衄等不良反应。

## 六、按语

《本草正义》谓:"防风……其气平散风,虽膀胱脾胃经药,然随诸经之散,各经皆至,气味具轻,故散风邪,治一身之痛,疗风眼,止冷泪,风能升举阳气,止肠风下血、崩漏,然此风药中之润剂,亦能走散上焦之气,误服、久服反能伤人。"是书所说,基本囊括了防风的性能及应用。

---

**附1:歌赋**

### 【防风】

防风辛甘性微温,祛风解表把湿胜。

止痛止痉还止痒,临床辨用法多端。

**附2:现代药理研究**

据现代药理学研究,防风有解热、抗炎、镇静、镇痛、抗惊厥、抗过敏作用。 对绿脓杆菌、金黄色葡萄球菌、痢疾杆菌、溶血性链球菌等有不同程度抑制作用。

---

# 羌 活

## 一、溯本求源

羌活:源于《神农本草经》。性温,味苦、辛。归膀胱、肾经。功效:解表散寒,祛风胜湿,止痛。常用量:6～12克,煎服。

## 二、临床主治

风寒感冒,风寒湿痹。

## 三、应用指征

恶寒无汗,头项疼痛,肢体酸痛等。

## 四、配伍应用

1. 羌活配防风、白芷、细辛、川芎祛风散寒而止痛,用于风寒夹湿感冒,症见头身疼痛,如《此事难知》九味羌活汤;配伍独活、防风、藁本等,祛风胜湿而止痛,用于风湿在表,症见头痛身重,如《脾胃论》羌活胜湿汤。

2. 羌活选配独活、防风、威灵仙、鹿衔草、地鳖虫、细辛、姜黄等,治疗风寒湿痹偏风盛、寒盛、湿盛者,各有所主,灵活变通。

## 五、临床注意

羌活辛香,温燥性烈,味苦化燥生火,故脾胃虚弱,阴血亏虚,用当慎之。如需用,据辨证可佐补气、养血、养阴之味。

## 六、按语

羌活性温辛苦,气味浓烈,上行而发散,直达巅顶,通行全身,功擅祛风除湿而通痹,通利关节而止痛。因羌活辛温上行而直入足太阳膀胱经,擅除头项肩背之痛,故治疗头及上半身风寒湿痹,不可或缺,师说有独活治下半身痹痛效佳之说,考独活性味归经与羌活无异,上下分之说何来?亦未所知,但两者临床相须为用,互增其效,则属实。

附 1:歌赋

## 【羌活】

羌活性温味苦辛,归肾膀胱互相通。
应用能祛风与湿,头身痹痛是良药。

附 2:现代药理研究

据现代药理学研究,羌活有镇痛、解热、抗炎作用。对皮肤真菌、布氏杆菌有抑制作用。

# 白芷

## 一、溯本求源

白芷:源于《神农本草经》。性温,味辛。归肺、胃、大肠经。功效:解表散寒,祛风止痛,通鼻窍,燥湿止带,消肿排脓。常用量:5～10克,煎服。外用适量。

## 二、临床主治

风寒感冒,头痛,牙痛,风湿痹痛,鼻渊,疮疡肿毒,带下证。

## 三、应用指征

鼻塞流涕,头身疼痛,牙痛,感冒咳痰色白或清稀。

## 四、配伍应用

1. 白芷配羌活、防风、蔓荆子、川芎辛散而通,用于感冒风寒,头痛,鼻渊,眉棱骨痛等。

2. 白芷与苍耳子、薄荷、辛夷等配伍,散风热,通鼻窍。用于鼻塞不通,多涕,或兼头痛。如《济生方》苍耳子散之意。

3. 白芷与白术、薏仁、山药等相伍,健脾除湿,用于脾虚带下;与蓴头回、车前子、黄柏等相伍,清利湿热,用于湿热带下。

4. 白芷配细辛、荜茇(过街笑)、生石膏、黄连等煎水治疗牙痛,轻者含漱,重者漱咽。

## 五、临床注意

白芷辛散温燥,耗血散气,阴虚火升者勿用。

## 六、按语

白芷辛温,归经肺、胃、大肠,可谓上行头目,中抵胃肠,下达肢体,遍通毛窍肌肤而祛邪气,应用广泛,故凡药到是处,症见风寒湿邪为患者,白芷皆可选用。

**附1:歌赋**

## 【白芷】

白芷鼻渊头痛好,亦治牙痛及痈疡。

因其辛温归肺胃,通表达里功大焉。

**附2:现代药理研究**

据现代药理学研究,白芷有兴奋神经中枢、升高血压、解热、抗炎、镇痛、解痉、抗癌等作用。 对大肠杆菌、痢疾杆菌、伤寒杆菌、绿脓杆菌、变形杆菌有一定抑制作用。 可以治疗白癜风及银屑病。

# 苍 耳 子

## 一、溯本求源

苍耳子:源于《神农本草经》。性温,味苦、辛。归肺经。有毒。功效:发散风寒,通鼻窍,祛风湿,止痛。常用量:3～10克,煎服。

## 二、临床主治

临床上不论风寒风热之感冒,凡鼻窍不利,如急性鼻炎、慢性鼻炎、过敏性鼻炎等,皆属首选。

## 三、应用指征

鼻塞流涕,不闻香臭,时流清涕或黄浓浊涕。

## 四、配伍应用

1. 苍耳子配防风、白芷、藁本辛温走肺,散寒通窍,用于风寒感冒,头痛,鼻塞,流清涕者;属风热者,苍耳子配薄荷,黄芩,寒温并用,辛助其行,辛凉通窍,用于风热感冒、鼻塞、流黄涕者。

2. 苍耳子与白鲜皮、白蒺藜、白僵蚕配伍,祛风除湿止痒,用于风疹瘙痒。

## 五、临床注意

苍耳子全草有毒,不宜过量服用。其性温苦燥,有伤阴升火之弊,血虚头痛,鼻咽干燥者勿用。

## 六、按语

苍耳子辛苦而温,具升浮之性,功擅疏散宣通,上达下行,外走肌肤,历来为治疗风寒头痛、鼻渊流涕、风湿痹痛的常用药。师常用于头痛鼻窍不利之证。有报道称苍耳子伤肾，师说当进一步观察。

**附 1：歌赋**

## 【苍耳子】

苍耳能令鼻渊愈，头痛痹痛是良方。

归肺辛苦温有毒，怀疑伤肾待观察。

**附 2：现代药理研究**

据现代药理学研究，苍耳子有降血糖、镇咳、呼吸兴奋、短暂的降压作用。对心脏有抑制作用，使心率减慢，收缩力减弱。对金黄色葡萄球菌、乙型链球菌、肺炎双球菌有一定抑制作用，并有抗真菌作用。

# 香薷

## 一、溯本求源

香薷：源于《名医别录》。性微温，味辛。归肺、脾、胃经。功效：发汗解表，化湿和中，利水消肿。常用量：5～10克，煎服。

## 二、临床主治

夏季因热贪凉而感冒，风寒感冒兼脾胃湿困者。

## 三、应用指征

恶寒发热、头痛身重、无汗，脘腹不舒，或恶心呕吐，或腹泻，或水肿小便不利者。

## 四、配伍应用

1. 香薷与扁豆、厚朴配伍，解表祛湿和中，用于暑令感寒，症见恶寒发热、头痛身重、恶心呕吐等。如《和剂局方》香薷饮之意。若暑邪较重者可加双花、连翘、薄荷等则祛暑解表，清热化湿，如《温病条辨》新加香薷饮之意；高热者，师重用柴胡30克，加黄芩12克、生石膏60克、青蒿30克，先退其热。

2. 香薷与白术、茯苓相伍，外能发汗以散肌表之水湿，内能健脾以利在里之水湿，用于水肿而有表证者，属优选之品。

## 五、临床注意

香薷辛温走泄，发汗力较强，暑热大渴，阴虚热盛，气短汗泄者当忌用。香薷用于发表，量不宜过大，且不宜久煎；用于利水消肿，量宜稍大，且须浓煎。

## 六、按语

香薷味辛微温,功擅化湿解暑,为夏季风寒感冒,湿阻中焦,小便不利之首选药。其性辛温走泄,有发汗作用,故历有"夏月麻黄"之称。

---

**附1:歌赋**

### 【香薷】

香薷味辛性微温,归肺归脾归胃经。

解表化湿利水肿,芳香和中祛暑功。

**附2:现代药理研究**

据现代药理学研究,香薷有发汗解热作用,能刺激消化腺分泌及胃肠蠕动。对金黄色葡萄球菌、伤寒杆菌、脑膜炎双球菌有较强的抑制作用。能刺激肾血管使肾小球充血,滤过性增加而有利尿作用。

---

# 桑 叶

## 一、溯本求源

桑叶:源于《神农本草经》。性寒,味甘、苦。归肺、肝经。功效:疏散风热,清肺润燥,平抑肝阳,清肝明目。常用量:5～10克,煎服。

## 二、临床主治

风热感冒,温病初起,肝阳上亢,肝火上炎。

## 三、应用指征

发热恶寒,咽痒咳嗽,目赤涩痛,头昏头痛等。

## 四、配伍应用

1. 桑叶配伍菊花相须为用,用于风热感冒,风温初起,如《温病条辨》桑菊饮之意。

2. 桑叶配杏仁、沙参、贝母等,熔清宣燥热、润燥止咳、养阴生津于一炉,治疗温燥咳嗽,如《温病条辨》桑杏汤之意。温燥伤肺重者,可仿《医门法律》清燥救肺汤之意加减应用,配石膏、麦冬、阿胶等,清泄肺热,清中有润。

3. 桑叶单用一味煎汤温洗,治疗目疾,证属风热上扰,症见目赤涩痛,见风流泪。亦可与黑芝麻等份炼蜜为丸口服,用于肝肾阴亏,眼目昏花。

4. 桑叶配伍菊花、石决明、夏枯草,可清泄肝火,平肝潜阳,用于肝热上冲,头昏头痛。

## 五、临床注意

凡有是证皆可用,无禁忌。

**附1:歌赋**

# 【桑叶】

桑叶苦甘寒肺肝，甘寒质轻善疏散。

清肺润燥还止咳，平肝清肝目明赞。

**附2:现代药理研究**

据现代药理学研究，桑叶对金黄色葡萄球菌、乙型溶血性链球菌等多种致病菌有抑制作用，能排除体内胆固醇，降低血脂。

# 柴 胡

## 一、溯本求源

柴胡:源于《神农本草经》。性微寒,味辛、苦。归肝、胆、肺经。功效:解表退热,疏肝解郁,升举阳气。常用量:5～12克。

## 二、临床主治

临床上外感发热,如上呼吸道感染者;急性支气管炎、肺炎、急性扁桃体炎、急性肾盂肾炎、脑炎等感染性疾病并发高热者;少阳证;肝郁气滞证;脏器下垂、妇女月经不调、痛经等是病是证者皆属可选。

## 三、应用指征

发热,胸胁胀痛,口苦咽干,寒热往来,乳房作胀,月经不调等。

## 四、配伍应用

1. 柴胡配伍黄芩、青蒿、石膏等,治疗外感热病,邪在气分卫分者,柴胡用量宜大,方名柴芩蒿石汤,为师自拟方,详见《方药心悟》一书(黄煌编著,江苏凤凰科学技术出版社,1999)。若热邪深入营血,发斑发疹或高热神昏吐衄下血者,加水牛角、生地、丹皮、赤芍;如发热不退者,柴胡大剂量用至30～40克,有助快速退热。如师拟柴芩蒿石加犀地银翘赤丹薄草汤之意,详见《中医二论五病说》(严冰著,东南大学出版社,2018)。

2. 柴胡和黄芩相伍,透清并用,疏散半表之邪,清泄半里之热,和解退热,用于少阳病,自觉有寒热往来等症,如仲景小柴胡汤。

3. 柴胡配伍白芍、枳壳、香附等,疏肝行气解郁,用于肝郁气滞,胸胁胀痛。如《和剂局方》逍遥散、《伤寒论》四逆散、《景岳全书》柴胡疏肝散等皆寓此意。其用逍遥丸治病,师提出:医者必须言语导之,帮助气顺,否则药虽逍遥,人不逍遥,则终难解郁而逍遥也。

4. 临床用柴胡 10～15 克,配金钱草、茵陈、栀子、赤芍、鱼脑石 5 克(打粉冲),疏泄肝胆湿热,用于胆囊炎、胆石症,属湿热郁结者,乃最佳配伍。

5. 柴胡配伍白芍、女贞子、墨旱莲疏肝养血,相得益彰。用于肝郁血虚,月经不调。有瘀血者加当归 10 克,红花 6 克,养血活血。

6. 柴胡 15 克,配生大黄 10～15 克,葶苈子 30 克～40 克,疏泄并用,用于渗出性胸膜炎,不可或缺。

7. 柴胡与黄芪、党参、升麻相伍,升举阳气,用于脏器下垂,气虚下陷者。如补中益气汤之意。柴胡作升阳之用,用量不宜过大,一般 5～10 克。

## 五、临床注意

1. 治外感发热必须重用。
2. 师说书中"柴胡劫肝阴"之说,临床未见此弊,当用则用,无碍。

## 六、按语

柴胡性寒、味苦、微辛,能疏表泄热,驱逐卫气之邪,故凡外感热证,退热者师必用。其味辛能散能升,故疏肝解郁,升举阳气,为常用之药。常用量 5～12 克,外感退热 30～40 克。解表退热宜生用,疏肝解郁宜醋炙用,升阳宜生用。

附 1:歌赋

### 【柴胡】

柴胡苦辛性微寒,疏散解郁能通阳。

轻用升阳重退热,配伍他药法数条。

附 2:现代药理研究

据现代药理学研究,柴胡有镇静、安定、镇痛、解热、镇咳等广泛的中枢抑制作用。有较好的抗脂肪肝、抗肝损伤、利胆、降低转氨酶、兴奋肠道平滑肌、抑制胃酸分泌、抗溃疡、抑制胰蛋白酶等作用。还有抗感冒病毒、增强蛋白质生物合成、抗肿瘤、抗辐射及增强免疫功能等作用。

# 薄 荷

## 一、溯本求源

薄荷:源于《新修本草》。性凉,味辛。归肺、肝二经。功效:疏散风热,清利头目,利咽透疹,疏肝行气。常用量:5～10 克,煎剂,后下。

## 二、临床主治

风热表证,风温初起,邪在卫分,风疹瘙痒,麻疹不透者。

## 三、应用指征

发热恶寒,头痛目赤,咽喉红肿,咽痒咳嗽等。

## 四、配伍应用

1. 薄荷与金银花、连翘、荆芥等配伍,可增疏散风热之效,用于风热感冒,风温初起,邪在卫分者。如《温病条辨》名方银翘散中有薄荷,师自制方柴芩蒿石加犀地银翘赤丹薄草汤中薄荷不丢,其意可知(见严冰著,《中医二论五病说》,东南大学出版社,2018)。

2. 薄荷配桑叶、菊花、杏仁、桔梗,疏风清热,宣肺止咳,用于风温初起,但咳,症轻者。如《温病条辨》名方桑菊饮,久用不衰。

3. 薄荷配伍荆芥、防风、桔梗、甘草、僵蚕共六味药,名为六味汤(《喉科秘旨》),可宣肺利咽,疏风止咳。用于喉痒呛咳阵作,类似于现代医学的喉源性咳嗽,乃当用之品。

4. 薄荷常伍入柴胡、白芍、当归等疏肝和血之中,助其疏散郁遏之气,用于肝郁气滞,胸胁胀痛,月经不调。如《和剂局方》逍遥散。

5. 薄荷与香薷、厚朴、金银花、藿香等相配,芳香辟秽,化湿和中,用于夏季感受暑湿,秽浊之气,脘腹胀痛,呕吐泄泻。如《痧胀玉衡》薄荷汤。临床热重者,可加黄连;呕恶盛合佩兰。

## 五、临床注意

表虚自汗不宜用。

## 六、按语

薄荷含挥发油,入煎剂不宜久煎,宜后下。薄荷叶长于发汗解表,薄荷梗偏于行气和中。

---

**附1:歌赋**

### 【 薄荷 】

薄荷辛凉归肺肝,清利头目还利咽。

疏肝透疹少不了,发汗退烧效更良。

**附2:现代药理研究**

据现代药理学研究,薄荷有发汗解热、解痉、利胆、抗刺激、止咳、祛痰、消炎、止痛、止痒、局麻作用。对金黄色葡萄球菌、炭疽杆菌、白喉杆菌、伤寒杆菌、绿脓杆菌、甲型链球菌等细菌有抑制作用,对单纯性疱疹病毒、森林病毒、流行性腮腺炎病毒有抑制作用。对癌肿放疗区域的皮肤有保护作用。

---

# 牛 蒡 子

## 一、溯本求源

牛蒡子:源于《名医别录》。性寒,味辛、苦。归肺、胃经。功效:疏散风热,宣肺祛痰,利咽透疹,解毒消肿。常用量:10克,炒用可减其寒性及滑肠之性。

## 二、临床主治

风热感冒,温病初起,麻疹不透,风疹瘙痒,痈肿、痄腮、喉痹等热毒病症。

## 三、应用指征

咽喉肿痛,咳嗽痰黄,痰多不利,大便干燥者。

## 四、配伍应用

1. 牛蒡子配金银花、连翘、桔梗、竹叶、荆芥等,辛散苦泄,清利咽喉,用于风热感冒,温病初起,如《温病条辨》银翘散。

2. 牛蒡子配薄荷、柽柳、竹叶等,疏散风热,透泄热毒,用于麻疹不透,如《先醒斋医学广笔记》竹叶柳蒡汤。

3. 牛蒡子配瓜蒌、银花、连翘、栀子等合用,共奏清热解毒消肿之效,用于乳痈,即现代医学之急性乳腺炎,症见乳房红肿热痛者,如《外科正宗》之瓜蒌牛蒡汤。

4. 牛蒡子配玄参、黄芩、黄连、板蓝根等,清热解毒,消肿利咽,用于痈肿疮毒、丹毒、痄腮、喉痹等热毒病症,如《东垣试效方》普济消毒饮。

5. 经药理研究,牛蒡子所含牛蒡子苷有抗肾病变作用及抑制尿蛋白排泄的作用,师治慢性肾炎,常用牛蒡子15克配黄芪30克,云苓15克,山药15～30克,能减少蛋白尿,提高人血白蛋白。

## 五、临床注意

牛蒡子性寒,滑肠通便。气虚便溏者慎用。

---

**附 1：歌赋**

### 【牛蒡子】

牛蒡辛苦寒肺胃,解表解毒利咽良。

疮痈肿毒皆堪治,亦治痄腮与疹痒。

**附 2：现代药理研究**

据现代药理学研究,牛蒡子对肺炎双球菌、多种致病性皮肤真菌有不同程度抑制作用。 有解热、利尿、降低血糖、抗肿瘤、抗肾病变作用。 能抑制尿蛋白排泄增加,并能改善血清生化指标。

---

# 蝉　蜕

## 一、溯本求源

蝉蜕：源于《名医别录》。性寒，味甘。归肺、肝经。功效：疏散风热，利咽开音，透疹，明目退翳，息风止痉。常用量：3～9 克，煎服。

## 二、临床主治

风热外感，或肝火夹风，上冲头目，目赤生翳，以及风疹瘙痒，麻疹，惊风抽搐者。

## 三、应用指征

发热恶风，咽喉红肿，咽痒咳嗽，声音嘶哑，皮肤出疹瘙痒，目赤肿痛，惊风抽搐等。

## 四、配伍应用

1. 蝉蜕甘寒清热，质轻上浮，可选配牛蒡子、金银花、薄荷、前胡、石膏、连翘等，轻清宣透，疏散风热。用于风热感冒，发热恶风，口渴头痛，或咽喉红肿疼痛，声音嘶哑者。

2. 蝉蜕与荆芥、防风、苦参等同用，辛散透达，疏风散邪，清热祛湿，用于风湿浸淫血脉，皮肤瘙痒，如《外科正宗》消风散。

3. 蝉蜕配菊花、决明子、白蒺藜、车前子等，退翳明目效果好。

4. 蝉衣既能入肝经散风热，又能凉肝息风止痉，临床根据病情可酌情选配天竺黄、栀子、白僵蚕、全虫、天南星、天麻等，治疗小儿急慢惊风、破伤风等。

5. 蝉衣配醋元胡、威灵仙、白芍等，有解痉止痛作用。可同清热利胆和胃诸药合用，用于胆囊炎胁痛难忍、急性胃痉挛、输尿管结石等疼痛激烈者。

6. 蝉衣后半截为末，用钩藤薄荷汤调服，可治疗小儿夜啼。

## 五、临床注意

《中药学讲义》云孕妇慎用。查《名医别录》有"主妇人生子不下"的记载,录作参考。

---

**附 1:歌赋**

### 【蝉蜕】

蝉蜕甘寒归肺肝,明目退翳止痉强。

风疹瘙痒常用药,声音嘶哑也选它。

**附 2:现代药理研究**

据现代药理学研究,蝉蜕有抗惊厥、解热的作用,能抗咖啡因的兴奋作用。

---

# 石膏

## 一、溯本求源

石膏:源于《神农本草经》。性大寒,味甘、辛。归肺、胃经。生用:清热泻火,除烦止渴。煅用:收涩、生肌、敛疮、止血。常用量15~60克。外用煅石膏适量。

## 二、临床主治

温病邪在气分、营血分,风热表证,肺热咳嗽,胃火亢盛。

## 三、应用指征

发热,心烦,口干口渴,口苦口臭,牙痛等。

## 四、配伍应用

1. 生石膏与知母相须为用,可清热生津,治疗温病,邪在气分,壮热烦渴,脉洪大者,如白虎汤。生石膏与犀角、丹皮、竹叶卷心等配伍,共奏清热解毒,凉血泻火之功,用于温病气血两燔,高热发斑者。用量150~200克。师拟柴芩蒿石加犀地银翘赤丹薄草汤即寓此意。

2. 石膏与麻黄、杏仁相伍,清泄肺热,止咳平喘。用于肺热咳喘,如《伤寒论》麻杏石甘汤。

3. 石膏与黄连、升麻配伍,清泻胃热,考"牙龈属胃",可治疗胃火炽盛之牙龈肿痛,如《清胃散》。

4. 石膏配黄连,清泻肺胃之火,肺气降则诸气降,气降则火降,用于肺胃火旺之口干口苦,乃最好配伍。

5. 师临床治疗小儿肺炎、小儿发热,不论大便燥结与否,皆用生石膏配伍生大黄治疗,取"肺与大肠相表里"之意,通腑气以降肺气而泻肺火。

6. 煅石膏配青黛、黄柏三者等量为末外用,师命名为"三色散",有清热收敛之功,用于治疗皮肤溃疡、湿疹、水火烫伤等。

## 五、临床注意

脾胃虚寒者慎用。石膏用量,随热毒之盛的程度,可不拘一格,亦可参照温病学家吴鞠通用石膏之经验而灵活使用。

---

**附1:歌赋**

### 【石膏】

石膏大寒入肺胃,清热泻火排首位。

功能专清肺胃热,加减应用有数条。

**附2:现代药理研究**

据现代药理学研究,石膏有提高肌肉和外周神经兴奋性的作用;有缩短血凝时间、利尿、增加胆汁分泌等作用。

---

# 大 黄

## 一、溯本求源

大黄:源于《神农本草经》。性寒,味苦。归脾、胃、大肠及肝、心包经。功效:攻积导滞、泻火凉血、活血祛瘀、利胆退黄。常用量:3～10克,煎服,外用因需定量。

## 二、临床主治

实热便秘,高热,慢性肾炎"变症",黄疸、痢疾、淋证等属湿热内蕴者,现代医学的肠梗阻、急性胆囊炎、急性阑尾炎等属实热蕴结、腑气不通者。

## 三、应用指征

大便秘结,咽喉肿痛,身目黄染、痢疾里急后重,妇女产后瘀阻腹痛,恶露不尽,高热神昏等。

## 四、配伍应用

1. 大黄与芒硝、枳实、厚朴等合用,荡涤胃肠,清除燥结,通下积滞。用于胃肠实热积滞,便秘腹痛,如名方大承气汤。临床上肠梗阻、急性胆囊炎、急性阑尾炎等辨证属实热蕴结、腑气不通者皆可选用。

2. 老年性便秘多因津亏气虚而得,但补气生津滋阴通便,临床效果一般不佳,且对顽固性便秘毫无动静。师治疗老年性便秘,常在辨证方中加入生大黄,以荡涤肠道,打一"缺口",而令便通。有的老人便秘长达一周,更有达15天者,常规辨证用药无效,改用是药,再加玄明粉3～5克,日一次,冲服,往往药到病除。临床使用是法不超过三次为宜,待腑气一通,即改弦更张,从本论治。用"增液行舟"法,补气生津,滋阴通便,兼佐活血之味为佳。

3. 生大黄配栀子、青蒿,清热除湿,泄胆退黄,用于急性黄疸型肝炎辨证属湿热积聚者,乃临床最佳选药。

4. 大黄配石膏清阳明经热,折其壮热之火,配钩藤、天竺黄凉肝息火,配竹沥、羚羊角以助窍开。以泻阳明腑热,下其上燔之火也,诸药相合,高热昏迷方有转机。凡高热昏迷者,皆属急重危症,承陆九芝"人病之热唯胃为甚"和万密斋云"心主神明易生惊,色脉相通恶热侵,实则泻之唯泻腑"之旨,故大黄必用、首选。

5. 生大黄 30～50 克,配伍紫丹参 30～40 克,熟附片 5～30 克,煎水 100～150 ml,高位保留灌肠(深度 20～25 cm),可温阳活血泄浊,可为慢性肾炎"变症"型治疗方法之一(慢性肾炎迁延日久,或治疗失当或失于治疗,多病情加重,出现"肾绝""关格"等重危急证,相当于西医称之为"肾衰竭""尿毒症"等,师称之为慢性肾炎"变症"型)。如湿浊热毒重甚者,用泻火降浊法。药用生大黄 50 克(后下)配伍丹参 40 克,熟附片 5 克,二丁各 50 克,蚕沙 30 克,枳实 20 克,芒硝 15 克(冲),车前子 30 克,萹蓄 30 克,水牛角 50 克;胃中秽浊邪毒重者,用清泻胃火法。药用生大黄 40 克,配伍丹参 30 克,生石膏 100 克,枳壳实各 20 克,丹皮 20 克,生地30 克,黄连 20 克,铁片草 40 克。

凡此等等,皆以辨证为主,施行灌肠。主药皆首选大黄。大黄通腑泻浊,化瘀解毒,可排除体内和血中毒素,祛除湿毒、溺毒、水毒、瘀毒、氮质等,使三焦气机通畅,增强微循环,以纠正氮质血症,纠正肠胃功能,提高机体的活力,改善全身症状,邪去而正安。

6. 大黄配川牛膝参与辨证药中,借苦寒之力,泻热毒于下,用于咽喉肿痛、目赤生秽、鼻衄、齿衄属火毒上炎者,收引热下行,排毒于外之功。

7. 大黄配当归、红花、桃仁等,可活血祛瘀通经,治疗血瘀闭经,不可或缺。

8. 大黄配地鳖虫、骨碎补活血祛瘀止痛,用治各种跌打损伤。可内服亦可打粉外用,乃优选入药。

9. 大黄配伍防风,肺与大肠同治,祛肠道弯曲之风,实则指防风可祛肠道湿滞也(详可参见《严冰中医文集》,"严冰用药技巧探析"一文),用于风疹腹痛并作或交替出现,效切。

10. 大黄配槟榔、防风、干姜,即师自拟槟风军姜汤。用于治疗慢性泄泻,西医谓"肠道菌群失调症"、慢性结肠炎等。症见腹痛小作,肠鸣,大便夹有泡沫,久不得愈,愈而复作。

11. 师认为大黄有泻火、祛瘀、通积滞三大功用,其中值得一提的是大黄的祛瘀作用。师在大黄祛瘀方面的应用,有四种疾病必用,即慢性肾炎、糖尿病、高血压、高血脂。这四种病皆属慢性病,病久夹瘀,这是中医理论。根据现代研究,上述四种病都有不同程度的血液流变学改变,呈高凝状态,和中医"血瘀"理论理相一致。

## 五、临床注意

大黄用于通便宜后下急煎 3～5 分钟为宜。大黄用于清热、活血，煎煮时间不受此限。灌肠排毒应辨证加味。大黄苦寒易败胃，胃寒者皆当慎用或忌用。大黄有活血通经作用，孕妇忌用。

## 六、按语

大黄性寒味苦，为攻下要药，俗有"川军"之称。善于荡涤胃肠，清除燥结，通下积滞。作攻下之用不宜久用。

---

**附 1：歌赋**

### 【大黄 】

大黄乃是苦寒药，泻火祛瘀积滞通。

苦寒临床伤胃气，体弱胎产当慎用。

**附 2：现代药理研究**

据现代药理学研究，大黄对金黄色葡萄球菌、链球菌、肺炎双球菌、白喉杆菌、伤寒杆菌、痢疾杆菌、绿脓杆菌、大肠杆菌及多数皮肤真菌均有抑制作用。对黑色素瘤、淋巴瘤、乳腺癌、艾氏癌（腹水型）有明显抑制作用。有降低血压和血清胆固醇等作用。

---

# 决 明 子

## 一、溯本求源

决明子:源于《神农本草经》。性微寒,味甘、苦、咸。归肝、大肠经。功效:清热明目,润肠通便。常用量:10克,煎服。

## 二、临床主治

肝火上炎、肝阳头痛,肠燥便秘。可治今高血压、肥胖者。

## 三、应用指征

目赤肿痛,多泪羞明,双目干涩,头昏头胀,大便秘结等。

## 四、配伍应用

1. 决明子与夏枯草、蒙花、青葙子、川土牛膝、黄芩、车前子等配用,共奏清肝明目之功,用于目赤肿痛、羞明多泪,如《银海精微》决明子散。

2. 决明子配夏枯草、菊花、钩藤、川牛膝,可清泻肝火,平抑肝阳,治疗肝火上亢、肝阳上亢之头痛、眩晕。

3. 师常用决明子与《金匮要略》泽泻汤(牛膝、泽泻、白术)相伍,药用泽泻20～30克、白术15克、决明子20克、川牛膝15克。可利水醒脑,兼平肝阳,用于眩晕痰饮者。

4. 决明子配荷叶、生山楂泡茶,活血降脂通便,用于痰湿肥胖者。

5. 结合现代药理研究,决明子和川怀牛膝、槐花、夏枯草、地榆、丹参、绞股蓝、皂角等相伍,治疗高血压、高血脂。

6. 决明子配桃杏仁、瓜蒌仁、郁李仁等子仁类植物,可润肠通便。

## 五、临床注意

气虚便溏者宜慎。

---

**附1:歌赋**

## 【决明子】

决明甘苦咸微寒,归经归肝归大肠。

清肝明目润通便,用之减肥是新方。

**附2:现代药理研究**

据现代药理学研究,决明子有降血压、降低血浆总胆固醇和甘油三酯的作用,对金黄色葡萄球菌、白色葡萄球菌、橘色葡萄球菌、白喉杆菌、巨大芽孢杆菌、伤寒杆菌、副伤寒杆菌、乙型副伤寒杆菌及大肠杆菌均有抑制作用。

# 黄 芩

## 一、溯本求源

黄芩:源于《神农本草经》。性寒、味苦。归肺、胆、脾胃、大肠、小肠经。功效:清热燥湿,泻火解毒,止血,安胎。常用量:5～12克,煎服。

## 二、临床主治

肺热咳喘,外感发热,湿温初起,湿热中阻,湿热泻痢,血热吐衄,痈肿疮毒,胎动不安等湿热为患者。

## 三、应用指征

咳嗽痰黄,发热,口苦,舌苔黄腻等。

## 四、配伍应用

1. 黄芩配桑白皮、地骨皮、苦杏仁、瓜蒌壳,清肺化痰、止咳平喘。用于肺热咳喘,痰黄者。如《医宗金鉴》清肺汤、《医方考》清气化痰丸。

2. 师临床常用黄芩与柴胡、石膏、青蒿配伍,用治外感热病高热者,退热效佳(详见《严冰中医文集》柴芩蒿石汤)。

3. 黄芩与滑石、白豆蔻、通草等渗湿化湿之味相伍,共奏清热利湿之功。用于湿温、暑温初起,身热不扬,胸脘痞闷,舌苔黄腻者。如吴鞠通《温病条辨》黄芩滑石汤,应用时加佩兰效增。

4. 黄芩与半夏、干姜相伍,辛开苦降,用于湿热中阻,寒热错杂,症见痞满呕吐,舌苔厚腻者。如南阳张仲景名方半夏泻心汤。

5. 黄芩配茵陈、山栀、连翘,可清胆热而退黄,用于湿热黄疸,临床久用不衰。

6. 黄芩炒用,根据出血部位不同,选配生地、白茅根、侧柏叶、生大黄、地榆、槐花等,清热泻火、凉血止血,用于吐血、衄血、便血,各入其所。

7. 黄芩入肺苦降,可治胎动不安。女子有"产前一盆火、产后一块冰"之谚。虽不恰切,但有其道是:肺主一身之气,肺气降,则诸气降,肺气清,则诸气安。对胎热胎动不安者,当为首选。师治孕期咳嗽(亦名子嗽),无论有无胎动症否,黄芩皆用不丢。还常在辨证方中配以白术、苏叶、山药、砂仁、莲肉等健脾理气安胎之味。如《广嗣纪要》安胎丸,又名胡莲丸,即寓此意,效法效佳。

8. 黄芩与焦山栀配伍,乃妇科一个好药对,凡妇女月经先期、月经后期、月经先后无定期,包括崩漏,二者皆可相须使用。何也?黄芩入肺,肺主一身之气,肺气一清,诸气皆清,因而气宁,气宁则血安也。山栀清十二经之热,炒黑用在妇科,意义非凡,难怪有"丹栀逍遥"一方乎。

## 五、临床注意

脾胃虚寒者慎用。

---

**附1:歌赋**

### 【黄芩】

清热燥湿药一类, 性味苦寒不大变。
黄芩苦寒药入肺, 入胆入脾入二肠。
湿温暑湿痞泻痢, 痈肿疮毒皆堪尝。
长于清肺为要药, 胎动不安是良方。

**附2:现代药理研究**

据现代药理学研究,黄芩对痢疾杆菌、白喉杆菌、绿脓杆菌、伤寒杆菌、副伤寒杆菌、变形杆菌、金黄色葡萄球菌、溶血性链球菌、肺炎双球菌、脑膜炎球菌、霍乱弧菌等,有不同程度的抑制作用,还有解热、降压、镇静、保肝、利胆、抑制肠管蠕动、降血脂、抗氧化、调节 cAMP 水平、抗肿瘤等作用。

# 黄 连

## 一、溯本求源

黄连:源于《神农本草经》。性寒,味苦。归心、脾、胃、肝、胆、大肠经。功效:清热燥湿,泻火解毒。常用量:5～10克,煎服。

## 二、临床主治

高热痉厥,失眠、惊悸、怔忡、口疮等属心火亢盛者;呕吐吞酸等属肝经火郁犯胃者;牙龈肿痛属胃火上冲者,湿热泻痢、实热疔毒、消渴病等。

## 三、应用指征

神昏谵语,泻痢,口舌生疮,牙龈肿痛,疔疮痈肿,手足浸淫疮等。

## 四、配伍应用

1. 黄连常用于高热神昏,谵语痉厥属火热亢盛者。如淮阴吴鞠通《温病条辨》安宫牛黄丸(牛黄丸),古今延用。

2. 黄连配白芍、阿胶同用治疗心火亢盛、阴血不足者之失眠、惊悸、怔忡,每获良效。

3. 黄连大苦大寒,清热燥湿之力胜于黄芩,尤善清泄脾胃肠道湿热,为治泻痢要药。

4. 黄连与吴茱萸同用,辛开苦降,寒热并用,使肝火得清,胃气得降,用于治疗肝经火郁犯胃之呕吐吞酸,不可或缺。

5. 黄连配生地、升麻、丹皮能清胃降逆,治疗胃火上冲之牙龈肿痛者,如清胃散,乃不败之方。

6. 黄连配地黄、天花粉清热滋阴,治疗实热消渴症,切合病机,乃优选之味。

7. 黄连与黄芩、黄柏、山栀同用,泻火解毒,如黄连解毒汤,可治痈肿疔毒,目赤肿痛,乃必选良方。

8. 黄连配伍栀子、竹叶、生地、木通等同用,清热通淋,治疗心火下移小肠,症见心烦口疮,小便淋漓涩痛等。

9. 黄连与七叶一枝花、芙蓉叶、黄柏、铁树叶、土茯苓、泽泻组方,共奏清热解毒祛湿之效,治疗湿毒内蕴之浸淫疮,疗效奇特(见《严冰医案医话选》)。

## 五、临床注意

脾胃虚寒、阴虚津伤者慎用,大量或长期应用当注意护及脾胃。

---

附 1:歌赋

### 【黄连】

黄连苦寒药入心,脾胃肝胆大肠经。

清热燥湿泻火毒,尤善入心把火清。

仲景《金匮》黄连配,以药统法待人思。

附 2:现代药理研究

据现代药理学研究,黄连对葡萄球菌、链球菌、肺炎球菌、霍乱弧菌、炭疽杆菌及除宋内氏以外的痢疾杆菌均有较强的抗菌作用,能抗心律失常,有利胆、抑制胃液分泌、抗腹泻等作用,有抗急性炎症、抗癌、抑制组织代谢等作用。

# 黄　柏

## 一、溯本求源

黄柏:源于《神农本草经》。性寒,味苦。归肾、膀胱经。功效:清热燥湿,泻火解毒,除骨蒸。常用量:5～12克,煎服,外用适量。

## 二、临床主治

泄泻、黄疸、淋证、赤白带下、丹毒、疮疡肿毒属湿热者、相火亢盛之骨蒸潮热、遗精盗汗。

## 三、应用指征

大便溏泻、黄疸、妇女带黄浊臭、阴痒者;尿频尿黄尿急痛者;脚气肿痛、下肢丹毒,湿疹湿疮者;潮热、遗精盗汗者。

## 四、配伍应用

1. 黄柏与白头翁、黄连、秦皮同用清热燥湿,治疗湿热泻痢,如白头翁汤。

2. 黄柏与茵陈、生军、栀子配伍,清热利湿而退黄,治疗湿热黄疸。

3. 黄柏与萆薢相伍,清热通淋,治疗湿热下注之小便短赤热痛。

4. 黄柏和芡实、车前子、蛇床子等配伍,治疗妇女带黄浊臭,或兼阴痒者。

5. 黄柏与苍术、牛膝、薏苡仁相伍,可清热解毒,治疗脚气肿痛、下肢丹毒。

6. 黄柏走下焦入肾,与具有滋阴功效的知母相伍,清肾中虚火,使虚火得平,阴液得以保存,即泻火存阴之意,二者协同,治疗骨蒸劳热,遗精盗汗,不可缺一。

7. 黄柏和黄连、大黄、苦参、赤芍、丹皮、连翘、白鲜皮等相伍,清热燥湿,泻火解毒,治疗疮疡肿毒。亦可外用,如师自拟方三黄青黛散(黄柏、黄连、黄芩等分打粉与青黛相混),醋调外敷患处,可清热消肿,对疮疡肿毒未化脓者未见不效。

## 五、临床注意

黄柏阴寒之品,下行泻肾火,凡命门火衰,肾阳不足者慎用;其性苦寒,脾胃虚寒者慎用;清热燥湿、泻火解毒黄柏宜生用;滋阴降火宜盐水炙用。

## 六、按语

黄柏苦寒,走少阴而泻肾火,清下焦湿热,是泻火解毒的一味常用药,多与知母相伍,其义非凡。

---

附1:歌赋

### 【黄柏】

黄柏苦寒肾膀胱,乃是下焦湿热方。

清热燥湿泻火毒,除却骨蒸秒堪夸。

附2:现代药理研究

据现代药理学研究,黄柏对痢疾杆菌、伤寒杆菌、结核杆菌、金黄色葡萄球菌、溶血性链球菌等多种致病细菌均有抑制作用,对某些皮肤真菌、钩端螺旋体、乙肝表面抗原也有抑制作用。有降压、抗溃疡、镇静、肌松、降血糖等作用。

---

# 金 银 花

## 一、溯本求源

金银花:源于《新修本草》。性寒,味甘。归肺、心、胃经。功效:清热解毒,疏散风热。煎服,内服 5～15 克,外用 15～30 克。

## 二、临床主治

邪在卫气营血之外感风热、气分热盛、热入营血。外科痈疔疮毒,喉痹,丹毒。

## 三、应用指征

发热咽痛,壮热烦渴,痈疮初起,局部红肿热痛诸症。

## 四、配伍应用

1. 银花配连翘、薄荷、竹叶、牛蒡子等,用治外感风热或温病初起,发热头痛,咽痛口渴,如银翘散,古今是证皆用。

2. 银花与石膏、知母等清热泻火药同用,透邪泻热,透泻合力,用于温病气分热盛,症见壮热烦渴。

3. 银花与生地、玄参等清热凉血药相伍,清热生津,凉血解毒。对病入血分、高热神昏、斑疹吐衄者,一则清气,一则透营转气。师治疗外感发热,常用“柴芩蒿石加犀地银翘赤丹薄草汤”一方加减,不论邪在卫气营血者,银花不可或缺。

4. 银花与扁豆花、鲜荷叶等配伍煎服或单用一味煎汤代茶饮,用之清热解暑,方便有效。

5. 银花清热解毒,消肿散痛力强,为治疗内外科各种热毒壅盛之疔疮痈肿的要药、首选药,凡是证、是病必用。

## 五、临床注意

发散风寒用量宜小,清热解毒用量宜大。

## 六、按语

银花味甘性寒,其性清热,能清能散,乃清热解毒、疏散风热之良药。

附1:歌赋

### 【金银花】

清热解毒这一类,银花甘寒肺心胃。

解毒清热消肿好,质轻还能散风热。

附2:现代药理研究

据现代药理学研究,金银花具有广谱抗菌作用,能促进白细胞的吞噬作用。有明显的抗炎及解热作用。有一定降低胆固醇作用。金银花还具有抗肿瘤、增强肌体免疫功能、抗血小板凝聚作用、抗过敏及养生保健等作用。

# 生 地

## 一、溯本求源

生地:源于《神农本草经》。性寒,味甘、苦。归心、肝、肾经。功效:清热凉血,养阴生津,凉血止血。常用量:10～20克,煎服,鲜用量加倍。

## 二、临床主治

外感热病,热入营血,热病津伤,消渴病等。

## 三、应用指征

身热烦渴,夜热早凉,口干,大便干结,舌红脉数者。或舌绛吐衄、斑疹紫黯者。

## 四、配伍应用

1. 生地与犀角(现以水牛角代之)、玄参相伍,清营凉血,用于热入营血,伤阴动血。师说:临床应用不论邪热在卫在气,在营在血皆可配伍应用。

2. 生地与沙参、麦冬相伍,清热养阴,用治热病伤阴,津伤口干,烦渴多饮,舌质红绛者,尤为合拍。

3. 生地与山药、黄芪相伍,益气养阴、清热生津,合而为用治疗气阴两伤之消渴病者,乃吾师首选、优选协同之味,是病必用。

4. 生地与青蒿、鳖甲、地骨皮配伍,滋阴透邪,治疗热病后期,低热不退,不可或缺。

## 五、临床注意

生地质地滋腻,味甘而厚,养血滋阴,其性属阴,脾阳不足,脾胃气虚当慎用,以免伤阳碍脾,影响纳运。

附1:歌赋

# 【生地】

生地甘寒其味苦,归肝归肾归心经。

清热凉血能止血,温病养阴也是方。

附2:现代药理研究

据现代药理学研究,生地有降压、镇静、抗炎、抗过敏、强心、利尿作用。具有促进机体淋巴母细胞的转化、增加 T 淋巴细胞数量的作用。

# 青蒿

## 一、溯本求源

青蒿:源于《神农本草经》。性寒,味苦、辛。归肝、胆经。功效:清虚热,除骨蒸,解暑热,透热退热,截疟,退黄。临床治虚热 10～15 克,配伍治实热 15～30 克。

## 二、临床主治

温邪伤阴,阴虚发热,外感暑热,以及湿热逗留三焦,寒热往来必用之药。

## 三、应用指征

夜热早凉,劳热骨蒸,潮热盗汗,发热口渴等。

## 四、配伍应用

1. 青蒿和鳖甲、知母、丹皮、生地合用,清透阴分伏热,用于温邪伤阴,余热未清,夜热早凉,热退无汗,或低热不退者,乃师用药整体观、优选观、协同观的组合,非常符合临床实际。

2. 青蒿与银柴胡、胡黄连、地骨皮、鳖甲等配伍,用治阴虚发热,症见骨蒸潮热,五心烦热。师用:"秦艽鳖甲治虚劳,地骨(银)柴胡更有蒿",作为治阴虚发热,择药配伍之谚,可见青蒿退热作用非凡。

3. 青蒿与连翘、滑石、西瓜翠衣同用,清热解暑,治疗外感暑热,头昏头痛,发热口渴者,效佳。

4. 青蒿与半夏、茯苓、黄芩、枳壳、六一散配伍,用治夏秋湿热,郁遏三焦,少阳枢机不利,寒热往来,胸痞欲呕者。遇舌苔垢腻秽浊难解者,师多选加藿香、佩兰芳香化浊之味,相得益彰。

5. 青蒿因其有"三清"之效,故凡外感热病而发热者,不论邪热在上焦、中焦、或下焦,也不论邪热属卫气营血何处,青蒿必用,如师制"柴芩蒿石加犀地银翘赤丹薄草汤"（见《中医二论五病说》）。

## 五、临床注意

青蒿味苦性寒，苦寒之药对胃家不利，故脾胃虚弱者，药用之当慎。

## 六、按语

青蒿苦寒芳香，清透辛散，有三清之效。入肝擅清血分之热，入胆能清少阳邪热，因其辛寒味苦，又能清透阴分伏热，为清热凉血，退虚热，除骨蒸，解暑热的首选之药。

**附1：歌赋**

### 【青蒿】

青蒿苦辛寒肝胆，凉血除蒸透虚热。

芳香能散能解暑，寒热如疟是良药。

**附2：现代药理研究**

据现代药理学研究，青蒿有显著抗疟、抗动物血吸虫的作用。促进机体细胞的免疫作用。可减慢心率、抑制心肌收缩力、降低冠脉流量及降低血压。对多种细菌、病毒具有杀伤作用。有较好的解热、镇痛作用。有辐射防护、抗肝肿瘤作用。

## 独 活

### 一、溯本求源

独活：源于《神农本草经》。性微温，味辛苦。归肾、膀胱经。功效：祛风除湿，通痹止痛，解表。常用量：5～10克。

### 二、临床主治

风寒湿痹，头痛、牙痛、腰痛等。

### 三、应用指征

腰膝酸痛，关节屈伸不利，风寒夹湿之表证。

### 四、配伍应用

1. 独活与桑寄生、杜仲、人参等相伍，祛风除湿，补肝肾、益气血，用治痹证，症见腰膝酸软，关节屈伸不利者。

2. 独活与细辛、川芎相伍，可温散搜风，用于治疗风邪入于肾经，伏而不出之少阴头痛，从归经、功效一统，师谓最佳配伍，无二选。

3. 独活与怀牛膝、巴戟天、川续断、狗脊、五加皮等配伍，共奏补肾壮腰、祛风散寒，除湿通络之效。师说："治疗肾虚寒入，腰脊痛引股腿之疾"，如此配伍，早有先师，如《马培之医案》独活汤即寓此意。

### 五、临床注意

本品辛香温燥，有化燥伤阴之弊，故阴血亏虚之痹痛者当慎用，或配补阴之味同用为好。用量过多有致呕吐之弊，尤其脾胃虚弱者当慎用或配用健脾助运之味如白术、山药之类。

## 六、按语

独活功擅祛风湿,止痹痛,为治疗风湿痹痛的良药。凡风寒湿三邪所致痹证,无论新久,临床必用。据不完全统计,单以独活一味命名的独活汤、独活丸、独活散、独活饮等计28首,配他药合而冠名的方剂计13首,可见古今医家对独活的加减应用,可谓鼎盛,从而也说明其药功效之广、作用之大,非同一般。

附1:歌赋

### 【独活】

独活辛苦性属温,归经归肾归膀胱。

祛风除湿兼解表,通痹止痛是良方。

附2:现代药理研究

根据现代药理学研究,独活有抗炎、镇痛及镇静作用;对血小板聚集有抑制作用;并有降压作用,但不持久;有光敏及抗肿瘤作用。

# 白花蛇、乌梢蛇

## 一、溯本求源

白花蛇:源于《雷公炮炙论》。性温,味甘咸。归肝经。有毒。功效:祛风,通络,止痉。煎剂常用量5～10克,研粉每次1～2克,日2～3次。

乌梢蛇:源于《药性论》。性平,味甘。归肝经。功效:祛风,通络,止痉。煎剂5～10克,研粉每次1.5～3克,日2～3次。乌梢蛇、白花蛇皆入肝经,功主搜风通络、祛风除湿、息风止痉力强。

## 二、临床主治

风湿顽痹,瘀血阻络之证。如小儿惊风、破伤风以及体表顽癣等。

## 三、应用指征

肢体麻木拘挛,筋脉拘急,中风半身不遂等。

## 四、配伍应用

1. 二蛇常选配防风、羌活、独活、全虫、天麻、地鳖虫、干地龙等祛风除湿,入络搜风,止痛止麻。治疗风湿顽痹,中风半身不遂,麻木拘挛,可二蛇选一,或二者并用。

2. 二蛇选一,选配防风、全虫、白鲜皮、当归、白蒺藜、炮甲片等相伍,祛散风毒,活血祛风,养血祛风,相得益彰。

## 五、临床注意

1. 是药入络搜风,对胎儿不利,孕妇慎用。

2. 阴虚内热、血燥生风者慎用,若用则需适当配伍。

3. 白花蛇、金钱白花蛇、乌梢蛇性皆走窜,均能祛风、通络、止痉,凡内外风毒壅滞之证皆宜,尤以善治病久邪深者为其特点。其作用以金钱白花蛇最强,白花蛇次之,乌梢蛇最弱;金钱白花蛇与白花蛇均有毒,性偏温燥,而乌梢蛇性平无毒力较缓,用时注意择选。

　　注:白花蛇传统以产于湖北蕲州(蕲春县)者为佳,故又名蕲蛇。金钱白花蛇为眼镜蛇科动物银环蛇的幼蛇,又名小蕲蛇、小白花蛇。性能、功用及用量与白花蛇相同,录供参考。

# 六、按语

　　白花蛇其性温,乌梢蛇性平。其祛风除湿力白花蛇较强,但乌梢蛇货源充足,价格相对实惠,故临床应用较多。

---

附1:歌赋

## 【白花蛇、乌梢蛇】

白花蛇甘咸温毒,乌梢甘平无有毒。

二者同把肝经入,祛风定痉通络功。

附2:现代药理研究

1. 白花蛇

据现代药理学研究,白花蛇有镇静、催眠及镇痛作用,有显著降压作用,可增强巨噬细胞的吞噬能力。

2. 乌梢蛇

据现代药理学研究,乌梢蛇有抗炎、镇静、镇痛作用。其血清有对抗五步蛇毒的作用。

---

# 木 瓜

## 一、溯本求源

木瓜:源于《名医别录》。性温,味酸。归肝、脾经。功效:舒筋活络,和胃化湿。常用量:6~10 克,煎服。

## 二、临床主治

风湿痹证;湿阻中焦、胃寒吐泻者。

## 三、应用指征

脚气水肿,湿阻吐泻等症。

## 四、配伍应用

1. 木瓜与杜仲、川断、羌活、独活、蚕沙、伸筋草等相伍,舒筋活络,除湿止痛。治疗湿痹,症见腰膝关节酸重疼痛,如《普济本事方》木瓜煎。

2. 木瓜与槟榔、吴茱萸、紫苏配伍,可舒筋化湿通络,用于感受风湿、脚气肿痛。如"鸡鸣散"。

3. 木瓜温香入脾,化湿暖胃,配干姜、高良姜、淡吴萸、苏梗等同用,可温胃祛寒,化湿运脾,治疗湿阻中焦,胃寒吐泻效好。

## 五、临床注意

火旺者,胃酸过多者慎用。

## 六、按语

木瓜酸温气香,药性平和,入肝脾,既可舒筋活络,又擅化湿和中,临床凡属筋络痹阻,湿阻中焦者皆可应用。

附 1:歌赋

## 【木瓜】

木瓜酸温归肝脾,舒筋活络能疗痹。

和胃化湿治吐泻,脚气水肿是良方。

附 2:现代药理研究

据现代药理学研究,木瓜有保肝作用,对肠道细菌和葡萄球菌有明显的抑制作用。

# 秦艽

## 一、溯本求源

秦艽：源于《神农本草经》。性平，味辛苦。归胃、肝、胆经。功效：祛风湿，通络止痛，退虚热，清湿热。常用量：6～12克，煎服。

## 二、临床主治

风湿痹证，不论寒热新久；湿热黄疸以及小儿疳积者；肺痨骨蒸、劳嗽皆可择用。

## 三、应用指征

关节屈伸不利，四肢酸痛，骨蒸潮热，皮肤、目睛黄染，舌红苔黄腻者。

## 四、配伍应用

1. 秦艽性平偏寒，兼有清热作用，与防己、络石藤、忍冬藤等配伍，清热祛风除湿，通络止痛，治疗风湿热痹；治风寒湿痹常配伍羌活、独活、威灵仙等祛风湿、温经止痛。

2. 秦艽与青蒿、地骨皮、知母配伍，清虚热，治疗骨蒸潮热，乃优选之合。

3. 秦艽与薄荷配伍，清透合用，治疗小儿疳积发热。临床师多配银柴胡、胡黄连等，以增其效。

## 五、临床注意

秦艽之用主要出自苦降，无补益之功。

## 六、按语

秦艽善治肢体疼痛，主要取其味辛善通，味苦除湿，因其性平质润，有风中润剂之称，既能祛风除湿，又能舒筋通络。外感风邪、风湿热痹皆可用之。

**附1：歌赋**

### 【秦艽】

秦艽性平味苦辛，归经归胃归肝胆。

通络止痛祛风湿，还有一功清虚热。

**附2：现代药理研究**

据现代药理学研究，秦艽有镇静、镇痛、解热、抗炎作用；能抑制反射性肠液的分泌；能明显降低胸腺指数，有抗组胺作用，对病毒、细菌、真菌皆有一定的抑制作用。

# 川 乌

## 一、溯本求源

川乌:源于《神农本草经》。性热,味辛苦,有大毒。归心、肝、脾、肾经。功效:祛风除湿,温经止痛。用量:3～9 克入煎,久煎,散剂减为1～2 克。生品外用适量。

## 二、临床主治

寒湿痹阻经络,阴寒内盛之胸痹。

## 三、应用指征

肢体筋脉挛痛,关节屈伸不利,日久不愈,以及心腹冷痛,寒疝腹痛等。

## 四、配伍应用

1. 川乌与麻黄、芍药、甘草相伍,驱寒逐湿,疏利关节,治疗寒痹,关节冷痛,不可屈伸,如《乌头汤》。

2. 川乌配伍地龙、乳香、没药、天南星等,祛风除湿,化痰通络,活血止痛。用治寒湿瘀阻,周身疼痛者。

3. 乌头配伍赤石脂、干姜、花椒,温经散寒止痛,治疗阴寒内盛,心阳不振,夹瘀阻络之胸痹心痛,症见心腹冷痛,心痛彻背,背痛彻心者。

4. 川乌与小茴香、台乌药、广木香、人参、丹参同用,温经通络止痛,治疗寒疝,症见少腹阴部冷痛,绕脐疼痛,手足厥冷者。

## 五、临床注意

乌头大辛大热有毒,属峻烈之品。阴虚阳亢、热证慎用,孕妇忌用。不宜与半夏、川贝母、浙贝母、瓜蒌、天花粉、白及、白蔹同用(见"中药十八反")。

## 六、按语

乌头为辛温大热峻烈之品,功擅祛风除湿,散寒止痛,为治疗风寒湿痹之要药。既可内服,亦可外用。内服要守炮制和用量规定。

**附1:歌赋**

### 【川乌】

川乌辛苦其性热,归经心肝脾与肾。

温经止痛祛风湿,因其有毒需慎用。

**附2:现代药理研究**

据现代药理学研究,川乌有明显的抗炎、镇痛作用,但剂量加大则引起心律失常,终致心脏抑制,有显著的降低血糖作用,注射液对胃癌细胞有抑制作用。

# 苍 术

## 一、溯本求源

苍术:源于《神农本草经》。性温,味辛、苦。归脾、胃、肝经。功效:燥湿健脾,祛风散寒。常用量:5~10克,煎服。

## 二、临床主治

湿阻三焦、痰湿内停、风寒夹湿、湿热下注者。

## 三、应用指征

头身沉重,胃脘胀满,胀闷,呕恶厌食,或兼吐泻,舌苔白腻、浊腻者。足膝痿软,阴部湿疮,小便短赤者。

## 四、配伍应用

1. 苍术与羌活、独活、防风等同用,祛风散寒,除湿止痛效好。用治风寒夹湿,症见头痛身重,关节酸痛者。

2. 苍术苦温性燥,与厚朴、陈皮相伍,能消胀除满,治疗湿滞脾胃,症见脘腹胀满,舌苔白腻者。

3. 苍术选配麻黄、白芷、半夏、干姜、枳壳,寒可散,痰可祛,气可行,凡内外之寒,痰湿内停,胸满恶食,皆可择配治之。

4. 苍术以其行散,温通苦降之性,临床凡痰、火、湿、食、气、血六郁之证,皆当择用,无二选。

5. 苍术与黄柏相配,清热燥湿相反相成,方中黄柏苦寒,寒以清热,苦以燥湿,且药入下焦;苍术苦温,善能燥湿,二药相伍,热祛湿除。凡湿热为灾者皆可应用,如湿热下注,两足痿软,足膝红肿热痛,女子湿热带下,阴部湿疮,小便短赤,苦腻而黄者,考湿之与热胶结难解。单燥其湿,则助其热,单清其热,则助其湿,实属两难。

难怪师曰:"苍术黄柏配伍之巧,莫过于丹溪二妙丸也"。历代方家贤达又悟有三妙丸、四妙丸者,意皆此出。

## 五、临床注意

苍术味苦性燥。凡阴虚内热、阴虚血燥、气虚多汗、妇女产后,用之当慎。

## 六、按语

苍术据性味归经,有很强的燥湿作用,朱震亨在《本草衍义补遗》中说:"苍术用于治疗上、中、下湿疾,皆有可用"。苍术气味辛烈,健脾能治食郁,燥湿以治湿郁,湿阻生痰,故又可治痰郁,凡举例皆以治湿为主,所以临证治湿,每多选用。

**附:厚朴(厚朴花)**

厚朴性温,味辛、苦。归脾、胃、肺、大肠经。功效:行气消积,燥湿除满,下气平喘。煎服,5~10克。厚朴花性微温,味苦。归脾、胃经。功专芳香化浊,理气宽中。常和藿香、佩兰配伍应用,用量3~5克。

**附1:歌赋**

## 【苍术】

苍术性温味辛苦,归经归胃归肝脾。

燥湿健脾名古今,细品常因燥湿功。

**附2:现代药理研究**

据现代药理学研究,苍术有降血糖作用,同时具排钠、排钾作用,可治疗夜盲及角膜软化症。

# 藿香、佩兰

## 一、溯本求源

藿香：源于《名医别录》。性微温，味辛。归脾、胃、肺经。功效：化湿、止呕、解暑。常用量：5～10克，煎服，鲜品加倍。

佩兰：源于《神农本草经》。性平，味辛。归脾、胃、肺经。功效：化湿，解暑。常用量：5～10克，煎服，鲜品加倍。

## 二、临床主治

凡湿邪困阻、湿浊中阻，以及夏日感暑等。

## 三、应用指征

脘腹痞闷，体倦乏力，恶心呕吐，大便溏薄，或口甘多涎者。

## 四、配伍应用

1. 藿香与苍术、厚朴、豆蔻配伍，熔芳香化湿、健脾燥湿、行气除满于一炉，治湿阻中焦，症见脘腹痞闷，舌苔厚腻，垢腻，色白或黄者颇合病机。如《和剂局方》不换金正气散。

2. 佩兰单煎口服，治疗脾家湿热之脾瘅，症见口甜，多涎，黏腻口臭者。效好。

3. 藿香配半夏、黄连、竹茹，治疗呕吐属湿热中阻者效好；妊娠外感风寒暑湿而呕者，藿香配砂仁、香薷、苏梗，和胃祛寒而止吐，尚可加苎麻根、杜仲、焦白术，以安胎祛邪。

4. 藿香、佩兰配紫苏、半夏、茯苓、白芷等化湿解表，用治暑温，湿温初起，证见恶寒发热，头痛脘闷，或呕恶吐泻。湿热并重者，可与黄芩、滑石、薄荷、连翘等同用，利取其大。

## 五、临床注意

外感风热,温热实证,症见发热口渴者慎用。

## 六、按语

藿香、佩兰气味芳香,为芳香化湿浊要药。藿香味辛,其性微温,佩兰其性平味辛,二者皆入脾胃能胜湿辟秽,为暑湿时令之要药,当用勿缺。

**附1:歌赋**

### 【藿香、佩兰】

藿香止呕和中气,佩兰更把脾瘅医。

两者归经肺脾胃,芳香化湿解暑功。

**附2:现代药理研究**

1. 藿香

据现代药理学研究,藿香能促进胃液分泌,增强消化力,对胃肠有解痉作用,有防腐和抗菌作用,有收敛止泻、扩张微血管而略有发汗等作用。

2. 佩兰

据现代药理学研究,佩兰对白喉杆菌、金黄色葡萄球菌、八叠球菌、变形杆菌、伤寒杆菌有抑制作用,有明显的祛痰作用。

# 茯苓

## 一、溯本求源

茯苓:源于《神农本草经》。性平,味甘、淡。归心、脾、肾经。功效:利水渗湿,健脾,宁心。常用量:10~15克,煎服。

## 二、临床主治

寒热虚实各种水肿;心脾两虚之失眠心悸,痰饮,脾虚泄泻等。

## 三、应用指征

水肿,小便不利,心悸失眠,呕吐痰涎,乏力倦怠,食少便溏者。

## 四、配伍应用

1. 茯苓味甘能补,淡则能渗,药性平和,既能祛邪又可扶正,利水而不伤正气,乃利水消肿之要药,临床常与白术、泽泻、猪苓、桂枝相伍,健脾渗湿,利水消肿,凡水肿皆可用茯苓,如《丹溪心法》四苓散和《伤寒论》五苓散,古今皆用,临床效恰。

2. 茯苓常配附子、生姜配伍,治疗水肿肾阳虚者,如《伤寒论》真武汤,严师治疗水肿,根据血水同源之理,用茯苓利水消肿时每加丹参、地鳖虫等活血化瘀之味,取活血利水之意,而消肿效果更佳。

3. 茯苓与茯神、黄芪、当归、远志、白术、党参、甘草等合用,补心脾之血而宁神,治疗临床心脾两虚,气血不足,心神不宁,症见失眠心悸者,如《济生方》之归脾汤。

4. 茯苓与山药、白术、薏仁相伍,健脾助运,胜湿止泻,治疗脾虚湿盛之泄泻,无二选择。

5. 茯苓与人参、白术、甘草配伍组成补气名方"四君子汤"。皆因茯苓能健脾气而补中,益心气而安神,其性平和,故茯苓不可或缺。

## 五、临床注意

茯苓功擅健脾,其皮擅行皮肤而消肿,茯神擅长宁心而安神,用时须因需而择。

## 六、按语

茯苓甘淡而平,能补能渗,既能补益心脾,又能下行利水而渗湿,凡脾虚湿困,水湿内停,心脾两虚,心神失养,当属首选。

附1:歌赋

### 【茯苓】

茯苓性平味甘淡,归入心经和脾肾。

健脾渗湿能利水,宁心安神是良方。

附2:现代药理研究

据现代药理学研究,茯苓有利尿、镇静、抗肿瘤、降血糖、增加心肌收缩力、增强免疫功能,护肝、降低胃液分泌,抑制胃溃疡等作用。

# 茵 陈

## 一、溯本求源

茵陈:源于《神农本草经》。性微寒,味苦、辛。归脾、胃、肝、胆经。功效:清利湿热,利胆退黄。常用量10～15克。

## 二、临床主治

主治湿热黄疸,湿热瘀积,寒湿黄疸,乃治疗黄疸要药。黄疸、胆囊炎、胆石症皆可择用。

## 三、应用指征

身目发黄,小便短赤,舌苔黄腻等。

## 四、配伍应用

1. 茵陈与栀子、黄柏、大黄等同用,治疗身目发黄,黄如橘子色,小便黄赤之黄疸。师常与夏枯草、白花蛇舌草、垂盆草、紫草、虎杖、田基黄相伍,清热解毒,利湿退黄,名曰茵陈四草二黄一虎汤,治疗急性黄疸型肝炎,效好。

2. 师取茵陈味苦微寒,直入肝胆,与金钱草、广郁金、鸡内金、大黄等配伍,苦泻下降,清热泄胆,通下排石治疗胆囊炎、胆结石。

3. 茵陈与炒白术、干姜、炒陈皮相伍,治疗寒湿瘀滞,胆汁外溢,以致皮肤色黄晦暗,属"阴黄"者,乃周全之策也。

## 五、临床注意

茵陈味苦不大苦,味辛不大辛,微寒不大寒,临床只要辨证恰切,治疗黄疸病,不论阳黄、阴黄皆可择用。

## 六、按语

茵陈功擅清利湿热,为退黄之佳品。是药苦泄下降,性寒清热,善清肝、胆、脾、胃湿热,使邪由小便而出,乃一法门也。

附1:歌赋

### 【茵陈】

茵陈苦辛性微寒,入归脾胃经肝胆。

清热利湿能退黄,古今黄疸第一方。

附2:现代药理研究

茵陈具有显著利胆作用,并有解热、保肝、抗肿瘤和降压作用。 其煎剂对人型结核菌有抑制作用。

# 萆薢

## 一、溯本求源

萆薢:源于《神农本草经》。性平,味苦。归肾、胃经。功效:利湿祛浊,祛风除痹。常用量:10~15克,煎服。

## 二、临床主治

膏淋、湿盛带下、风湿痹证以及乳糜尿,皆可应用。

## 三、应用指征

小便混浊,白如米泔,白带量多质稠者。

## 四、配伍应用

1. 萆薢与乌药、益智仁、石菖蒲相伍,分清祛浊,治疗膏淋,症见小便混浊,白如米泔。气虚配黄芪、白术健脾除湿;肾虚配山萸肉、巴戟天益肾通淋;血瘀者与丹参、益母草、王不留行相伍,活血利水。

2. 萆薢重用30~40克,与水蜈蚣相伍,水蜈蚣30~60克以上,治乳糜尿效佳。

3. 萆薢与苍白术、泽泻、墓头回合用,用治妇女带下属湿热盛者效佳。

4. 萆薢与川牛膝、川断、苍术、伸筋草相伍,可强筋健骨,祛风除湿,通利关节。治疗风湿痹证,症见腰腿酸痛,屈伸不利者。

## 五、临床注意

萆薢祛风祛浊,通利作用较强,易于伤阴,肾虚阴亏、尿频遗精滑泄者慎用。

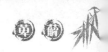

## 六、按语

草薢性平缓和,味苦燥湿,归肾经,功擅利水泌浊,古今乃治疗膏淋之要药。凡今之乳糜尿者皆当首选。

**附1：歌赋**

### 【草薢】

草薢苦平归胃肾,利湿祛浊分清饮。

还能祛风除湿痹,妇女白带是良方。

**附2：现代药理研究**

据现代药理学研究,草薢具有抗真菌作用。

# 附 片

## 一、溯本求源

附片:源于《神农本草经》。性辛,大热,味甘。有毒。归心、肾、脾经。功效:回阳救逆,补火助阳,散寒止痛。常用量:5~12克,阳虚、寒邪痼疾可用15~30克,内服制用。

## 二、临床主治

亡阳证,阴疽,心阳不振,脾肾阳虚,阴寒内盛者。

## 三、应用指征

胃脘痛,胸痹心痛,阳痿尿频,慢性腹泻,心悸气喘者。

## 四、配伍应用

1. 附片与人参、茯苓、白术、紫石英、蛤蚧、丹参相伍,治疗肺脾气虚、肾不纳气之心悸气喘,症见痰多清稀或夹泡沫,动则喘甚,自汗出,四末不温者效切。附子归心、脾、肾三经,与他药相合,共奏健脾阳、温肾阳、补心阳之功,合丹参温阳活血助行,则寒散阳复,心悸气喘自平。

2. 附片与干姜、人参合用,取附子、干姜辛热之性,温阳祛寒,以温助通,与人参并用可补心气、扶心阳,治疗胸痹心痛,症见心痛彻背,背痛彻心者。可加失笑散10克活血以助其通,而增"通则不痛"之效。

3. 附片重用,每剂30克,配熟地、白芥子、鹿角胶、肉桂、麻黄、益母草等温阳补血,活血行血,散阴寒,祛痰滞,通经脉。用于阴疽,应见患处漫肿无头,痠痛不发热,皮色不变,病如脱疽、痰核、脱骨疽等。

4. 附片配肉桂取其味辛大热,归经入肾,直入病所,温肾壮阳;配白术、干姜、赤石脂、禹余粮温中助阳,固涩兼治。阳痿、早泄、胃脘冷痛、大便溏薄属脾肾阳虚者附片必用,不可缺少。

5. 小剂量附片(5克),配牛膝、槐花、丹参、泽泻等,"温为降用",奏活血利水,燮理阴阳之功,以降血压(见《严冰中医文集》,北京:中医古籍出版社,2012:活血潜降汤)。

## 五、临床注意

大剂量使用附子宜先煎 30 分钟,去其麻毒,附子大辛大热,为温散寒邪之猛药,大温损液,辛药散血而耗阴血,阴虚者慎用。孕妇禁用。

## 六、按语

附子辛甘大热,走而不守,温通升发,彻里彻外,能通行十二经,能补心阳、温脾阳、壮肾阳,尤壮肾阳,为峻补肾阳之要药。既能逐在里之寒,又能散经脉之寒,历来是回阳救逆、驱散阴寒、挽救危亡之要药。临床凡病机属阳虚阳衰者皆当首选。

附1:歌赋

### 【附片】

附子辛热且有毒,回阳救逆显其功。
四肢厥逆出冷汗,四逆汤方找答案。

附2:现代药理研究

据现代药理学研究,附子有明显的强心作用、显著的抗炎作用,能增强机体的抗氧化能力,具有抗衰老作用。

# 干姜

## 一、溯本求源

干姜:源于《神农本草经》。性热,味辛。归脾、胃、肾、心、肺经。功效:温中散寒,回阳通脉,温肺化饮。常用量:3～10克,煎服。

## 二、临床主治

痰饮咳喘,脾胃虚寒,心脾阳虚,寒饮内停等。

## 三、应用指征

脘腹冷痛,腹痛呕吐,四肢厥冷等。

## 四、配伍应用

1. 干姜与人参、炒白术、炙甘草相伍,温中散寒,用于脘腹冷痛,得温痛减,辨证属脾胃虚寒者。

2. 干姜与附子同为辛热之性,二者相须为用,治疗心肾阳虚,四肢厥冷,脉微欲绝之亡阳证。

3. 干姜与细辛、麻黄、五味子相伍,温肺化饮,用治咳喘病作,症见形寒背冷、咳嗽痰多、痰液清稀等。

## 五、临床注意

生姜性温味辛,发散外寒见长,兼能止呕;干姜性热味辛,温中之力较强,多用脾胃虚寒证;炮姜经过火制,辛味减退,味增苦涩,擅能温经止血,虚寒出血者多选用。总之,凡姜均辛热燥烈,故阴虚内热、血热妄行者当慎用或忌用。

## 六、按语

《珍珠囊》谓:"干姜其用有四:通心助阳,一也;去脏腑陈寒痼疾,二也;发诸经之寒气,三也;治感寒腹痛,四也。"临床凡脏腑经络之寒,皆可用姜治之,至于用生姜、干姜还是炮姜当因需而择。

附1:歌赋

### 【干姜】

干姜性热归脾胃,还归心肾与肺经。
温中散寒厥冷痛,温肺化饮令脉通。

附2:现代药理研究

据现代药理学研究,干姜有镇静、镇痛、抗炎、止呕及短暂升血压的作用,有显著的灭螺和抗血吸虫作用,能明显增加胆汁分泌量。

# 吴茱萸

## 一、溯本求源

吴茱萸:源于《神农本草经》。性热,味辛、苦。有小毒。归肝、脾、胃、肾经。功效:散寒止痛,降逆止呕,助阳止泻。常用量:3～5克,煎服。

## 二、临床主治

寒凝肝经、气滞血瘀诸痛者,寒疝腹痛、寒瘀痛经、寒湿脚气等。

## 三、应用指征

巅顶头痛,五更泻,胸胁脘腹冷痛,呕吐吞酸,行经腹痛等。

## 四、配伍应用

1. 吴茱萸性味辛苦而热,主入肝经,既能散肝经之寒,又能疏肝气之郁,为治肝寒气滞诸痛之要药,临床与生姜、人参等配伍,治厥阴头痛,临床是证必效。

2. 吴茱萸辛热,直入脾肾二经,温脾暖肾,助阳止泻,为治脾肾阳虚五更泻之首选。吴茱萸常与小茴香、木香、川楝子等配伍,治疗寒疝腹痛。

3. 吴茱萸与桂枝、当归、川芎配伍,温经散寒,养血活血,治疗寒瘀互结,冲任失调之痛经,临证应用可加醋元胡以增行气活血止痛之效。

4. 吴茱萸与黄连相伍,辛开苦降,寒热并用,治疗肝火犯胃,症见胁痛口苦,呕吐吞酸。如左金丸之意。

注:左金丸,又名六一丸,即黄连六两(18克),吴茱萸一两(3克),两药用量为6比1之谓。

## 五、临床注意

本品辛热燥烈,易耗气伤阴、助阳动火。故阴虚火盛、阴血虚少者不宜多用。

## 六、按语

吴茱萸辛散苦泄,性热而温通,辛开苦降,擅调气机,功擅散寒、行气、降逆、止痛,临床凡寒痛病证皆可辨证施用。

附1:歌赋

### 【吴茱萸】

吴萸辛苦有小毒,归经归入肝脾(胃)肾。

温中降逆五更泻,厥阴头痛有名方。

附2:现代药理研究

据现代药理学研究,吴茱萸对药物性导致动物胃肠痉挛有对抗作用,有明显的镇痛作用,对血压有双向调节,升高或降低作用。 能抑制血小板聚集,抑制血小板血栓及纤维蛋白血栓形成,具有一定的保护心肌缺血的作用。

## 陈 皮

### 一、溯本求源

陈皮:源于《神农本草经》。性温,味苦、辛。归脾、肺经。功效:理气健脾、燥湿化痰。常用量:5～10 克,煎服。

### 二、临床主治

寒湿中阻,痰湿阻肺,脾胃气滞、胸痹等。

### 三、应用指征

脘腹胀满,不思纳谷,呕吐,呃逆,胸闷咳喘,痰色白量多等。

### 四、配伍应用

1. 陈皮与半夏、茯苓、厚朴、苍术相伍,理气燥湿,行气和中,脘腹胀满可消,呕吐泄泻可除。用治湿浊中阻,脘腹胀满,纳差吐泻。若寒湿阻滞,尤为合拍。临床上即便稍兼湿热者,因陈皮温而不热,仍可择用。上述之证,兼脾胃气虚者,陈皮与太子参、山药、焦白术相伍,益气健脾、燥湿化痰,相得益彰。兼食积滞留、脘腹胀痛者,陈皮与山楂、神曲相伍,理气化滞,消食除胀。

2. 陈皮与竹茹、生姜、黄连同用,行气和胃,辛开苦降以止吐,清热安中以止呃,用于呃逆、呕吐,舌苔黄者。若见中虚之症,人参可入。

3. 陈皮与细辛相伍,温肺化痰,治疗寒痰咳嗽,咯痰色白清稀者,若寒邪较甚者,可重用细辛(5～10 克)则效增。

### 五、临床注意

陈皮应用广泛而灵活,与四君子汤相伍,随补而用;与补中益气汤中随升而用;与半夏白术天麻汤中随降而用;与橘皮竹茹汤中随清而用;与定痫丸中随息风涤痰而用;随保和丸消食和胃;随止嗽散疏表宣肺、止咳化痰等等,颇似随和,但万变不离其用,即理气健脾为宗。

## 六、按语

陈皮者,陈久之橘皮也,其性比较和缓,辛热而不峻、温而不燥,功擅理气调中,行气不耗气,为治疗脾胃气滞之良品。苦温非大苦大温,乃燥湿化痰之一味平和药。

**附1:歌赋**

### 【陈皮】

陈皮辛苦温脾肺,理气健脾化痰功。

脘腹胀满痰作案,胸痹呕吐皆立功。

**附2:现代药理研究**

据现代药理学研究,陈皮对胃及肠运动均有直接抑制作用。小量煎剂可增强心脏收缩力,使心排血量增加,冠脉扩张,使冠脉流量增加,大剂量时可抑制心率,有升高血压,清除氧自由基和抗脂质过氧化作用,能扩张气管、祛痰,有利胆、降低血清胆固醇作用。

# 枳 实

## 一、溯本求源

枳实：源于《神农本草经》。性温，味苦、辛、微酸。归脾胃、大肠经。破气消积，化痰除痞。煎服 3～10 克。

## 二、临床主治

胃肠积滞，湿热痢疾，胸痹，结胸，痰食积滞，热结便秘等。

## 三、应用指征

胸中痞闷不舒，脘腹胀满疼痛，大便不通，里急后重等。

## 四、配伍应用

1. 枳实与山楂、麦芽、神曲、莱菔子、陈皮等消导之品同用，可消积化滞、理气止痛、治疗胃肠积滞、症见脘腹胀满疼痛、不思饮食等。

2. 枳实与大黄、芒硝、厚朴同用可破气消滞，峻下热结，通腑泻浊。用于治疗热结便秘，症见腹满胀痛、腹痛拒按、大便不通者。

3. 枳实与黄连、黄芩、白头翁、秦皮相伍，行气通滞，清利湿热，如《内外伤辨惑论》枳实导滞丸之意。用于治疗痢疾，症见便下脓血、里急后重等。

4. 枳实与薤白头、瓜蒌壳、桂枝等同用，行气宽中，散结祛痰，而收宽胸散结止痛之功。可治疗胸痹，证属痰浊痹阻，胸阳不振者。

5. 枳实与炒白术同用，健脾消痞，通补兼施，用于治疗脾胃虚弱，饮食停滞，脘痞不舒者。

6. 枳实与白芍相伍，取辛散之，取酸敛之，一散一敛，相反相成，有行气活血、破积止痛之功。用于治疗气血积滞而腹痛者。

## 五、临床注意

枳实生用,破气力强,炒用力缓,脾胃虚弱而气滞者宜炒用,枳壳与枳实功效同,力稍缓和。孕妇慎用。

## 六、按语

枳实味苦能降,味辛能行,功擅降气,能破气滞,行痰湿,消积滞,除痞满,为脾、胃、大肠经之要药。

附1:歌赋

### 【枳实、枳壳】

枳实辛苦酸微温,破气消积祛痰痞。

枳壳性味与之同,性能较缓医常用。

附2:现代药理研究

据现代药理学研究,枳实能使胆囊收缩,Oddi's括约肌张力增加;枳实与枳壳具有抗溃疡作用,有强心作用,能增加冠脉、脑、肾血流量,降低脑、肾血管阻力。

# 石 决 明

## 一、溯本求源

石决明:源于《名医别录》。性寒,味咸。归肝经。功效:平肝潜阳,清肝明目。常用量:10～30克,煎服,平肝生用。

## 二、临床主治

肝阴不足,肝阳上亢,头痛眩晕,目赤翳障等。

## 三、应用指征

头晕目眩,目赤肿痛,视物昏花等。

## 四、配伍应用

1. 石决明与夏枯草、川牛膝、白芍、水牛角等合用,清泻肝热,平肝潜阳,治疗肝阳上亢,肝火亢盛,引发头痛、头胀头晕、烦躁易怒者;与生地、珍珠母、牡蛎等合用滋阴潜阳,治疗阴不制阳,肝阳上扰,头昏目糊者。

2. 石决明与白芍、生地、钩藤、知母、丹参等合用,养阴清热,滋阴活血,熔为一炉,相得益彰。用于治疗外感热病,邪热灼阴所引起的筋脉拘急,手足蠕动,头晕目眩者。

3. 石决明专入肝经,用之能清肝火、益肝阴、明目退翳,不论虚实,均可应用。石决明与川牛膝、土牛膝、龙胆草、夏枯草相伍清肝泻火,引热下行,治疗肝火上炎,目赤肿痛者;石决明与生熟地、枸杞子、女贞子、墨旱莲相伍,补益肝肾,滋肝明目,治疗肝虚阴亏,目失所养,目涩昏花,雀目者;石决明与菊花、谷精草、木贼草、青葙子、密蒙花相伍,清肝明目且能退翳,治疗风热目赤、翳膜遮睛。

## 五、临床注意

脾胃虚寒,便溏者慎用。石决明生用,平肝潜阳,清肝明目力强,炒用寒凉之性减弱。

附1:歌赋

### 【石决明】

石决咸寒归肝经,平肝潜阳首其冲。

头痛眩晕目红赤,双目昏花皆堪功。

附2:现代药理研究

据现代药理学研究,石决明有抑菌作用、保肝作用,还有显著的抗凝作用。

# 犀 角

## 一、溯本求源

犀角:源于《神农本草经》。性寒,味苦、酸、咸。归心、肝、胃经。功效:清热泻火,凉血解毒,定惊止血。入丸遵量,散剂口服,成人 1.5～3 克,水冲服,小儿酌减,如昏迷者鼻饲给药。

## 二、临床主治

温病热盛,神昏谵语,壮热不退,小儿惊风。

## 三、应用指征

壮热不退,神昏谵语者;小儿惊风,壮热者。

## 四、配伍应用

1. 壮热不退,神昏谵语,犀角制粉,口服(神昏者鼻饲)1.5～3 克。如《和剂局方》紫雪丹。

2. 小儿惊风,壮热,神昏谵语。用鞠通清宫汤(犀角、玄参、莲子心、竹叶、连翘、麦冬)共奏清营凉血,清心解毒,养阴生津之效,急急救之。

3. 犀角与石膏同用,可清气凉血,治疗温热病,气血两燔,热炽毒盛,发斑疹者,如鞠通化斑汤之意。

4. 师拟"柴芩蒿石加犀地赤丹银翘薄草汤"用治外感高热,退热效确。犀角有则用,无则用水牛角代之。

## 五、临床注意

非实热者不宜用,孕妇慎用。

## 六、按语

犀角性大寒,入心肝,清心凉肝,清心醒脑首选(现多用水牛角代之)。

---

**附 1:歌赋**

### 【犀角】

犀角咸寒胃心肝,清心泻火解毒良。

凉血定惊是奇方,临床千万不要忘。

中药书中将其丢,令人叹息当商榷。

入药治病将人救,动物若灵心亦安。

**附 2:现代药理研究**

据现代药理学研究,犀角有强心作用,对血管呈现先短暂的收缩而后有明显的扩张作用,对血压则先升后降,然后持续上升。

---

## 牛 黄

### 一、溯本求源

牛黄:源于《神农本草经》。性凉,味苦。归肝、心经。功效:清热解毒,息风止痉,化痰开窍。入丸、散剂,每次 0.15～0.3 克,外用适量。

### 二、临床主治

热病神昏,中风昏迷,小儿惊风,癫痫,脑炎,浸淫疮,痈疽疔毒等。

### 三、应用指征

高热惊厥,神昏谵语,抽搐口噤;口舌生疮,咽喉肿痛,牙痛等。

### 四、配伍应用

1. 牛黄与水牛角、人工麝香等配伍,可开窍醒神,治疗脑膜炎,中毒性脑病,脑出血,败血症等出现高热神昏,烦躁谵语等,如《中国药典》2015 年版,安宫牛黄丸(牛黄、水牛角浓缩粉、人工麝香、珍珠、朱砂、雄黄、黄连、黄芩、栀子、郁金、冰片),临床久用不衰。

2. 牛黄一味为末,温开水冲服,清心化痰,开窍醒神。用于治疗中风、癫痫,属痰热闭阻心窍,突然神昏、口噤等证。

3. 人工牛黄可清热解毒,与黄芩、大黄、石膏、桂枝、雄黄、冰片、甘草等配伍,用于治疗口舌生疮,牙龈肿痛,咽喉红肿,目赤肿痛,大便干结等。如国药准字Z5202012477 牛黄解毒丸,临床久用不衰,是症必效。

4. 黄连配牛黄、芙蓉叶等治疗浸淫疮效佳,仲景谓"浸淫疮黄连粉主之"。浸淫疮系难治病,和现代医学 SAPHO 综合征相似,可参考《严冰医案医话选》浸淫疮条。

## 五、临床注意

脾胃虚弱,孕妇慎用,非实热证忌用。

## 六、按语

牛黄乃名贵药材之一,功擅清热解毒,豁痰开窍,息风定惊,急证当用则用。

附1:歌赋

### 【牛黄】

牛黄苦凉归心肝,息风定惊清热良。

豁痰开窍称上品,人工牛黄亦可代。

附2:现代药理研究

据现代药理学研究,牛黄有镇静抗惊厥、解热、抗炎、降血脂、止血等作用。对肝损害有显著的保护作用,有降压及抑制心跳的作用,能促进胆汁分泌而有利胆作用。

# 牡 蛎

## 一、溯本求源

牡蛎:源于《神农本草经》。性微寒,味咸。归肝、胆、肾经。功效:平肝潜阳,重镇安神,软坚散结,收敛固涩。煎服 10～30 克。

## 二、临床主治

肝阳上亢;瘰疬痰核;瘿瘤、癥瘕积聚;惊悸怔忡、失眠;遗精滑精、自汗盗汗、崩漏带下等滑脱诸证。

## 三、应用指征

心神不安,心烦不寐;头晕目眩;出汗量多;月经量多;胃痛泛酸;皮下结节、痰核等。

## 四、配伍应用

1. 生牡蛎与生龙骨、生龟板、生杭芍、玄参、生麦芽等相伍,滋阴潜阳,用于治疗阴虚阳亢,水不涵木,眩晕耳鸣,心中烦热者,如《医学衷中参西录》镇肝息风汤。

2. 生牡蛎与贝母、夏枯草、白芥子、皂角刺、泽漆相伍化痰软坚,散结消瘰。用于治疗瘰疬痰核。或加守宫(焙打粉),日一条,冲服,治小儿瘰疬。

3. 生牡蛎与鳖甲、龟板、三棱、莪术、泽漆等相伍化痰活血,软坚散结。用于治疗癥瘕积聚,如肝硬化、肝脾肿大者。

4. 煅牡蛎与浮小麦、糯稻根、麻黄根同用收敛固涩止汗,自汗者加黄芪、白术、防风益气固表敛汗;盗汗者加枸杞子、生地、炙龟板滋阴止汗;阴虚火旺者与黄柏知母同用清热止汗。

5. 煅牡蛎与煅龙骨相伍治疗遗精、滑精,合称煅龙牡。煅龙牡加知母、黄柏、芡实治疗多梦遗精者;加沙苑子、金樱子、芡实治疗无梦遗精者效果较好。

6. 煅牡蛎与黄芪、党参、白术等相伍,益气摄血,治妇女崩症,黄芪和牡蛎均需重用 30~60 克。

7. 煅牡蛎与三七相伍活血止血;与焦山栀、丹皮相伍凉血止血;与山萸肉、山药、仙鹤草、坤草同用益肾固本,养血活血止血,血止不留瘀。因配伍不同,各显所长。

8. 煅牡蛎与煅龙骨、桑螵蛸、金樱子同用益肾缩尿,治疗尿频或小儿遗尿。

9. 煅牡蛎与煅瓦楞子、乌贼骨同用制酸止痛,治疗胃痛泛酸。

## 五、临床注意

生用煅用各取所需,勿乱。

## 六、按语

牡蛎是临床常用药,生用偏于滋阴潜阳,化痰软坚,故平肝潜阳安神、软坚散结宜生用;煅用重在固涩下焦,制酸止痛,故收敛固涩、止酸止痛宜煅用。

附1:歌赋

### 【牡蛎】

牡蛎咸寒肝胆肾,首功潜阳还滋阴。

重镇安神能软坚,收敛固涩亦制酸。

附2:现代药理研究

据现代药理学研究,牡蛎有镇静、抗惊厥、镇痛、降血脂、抗凝血、抗血栓等作用。

# 山茱萸

## 一、溯本求源

山茱萸:源于《神农本草经》。性微温,味酸、涩。归肝、肾经。功效:补益肝肾,收敛固涩。常用量:10～12克,煎服。

## 二、临床主治

肝肾不足,眩晕耳鸣,阳痿遗滑,崩漏带下,以及消渴病等。

## 三、应用指征

腰膝酸软,头晕耳鸣;精滑不固,遗尿尿频;月经量多;大汗不止,体虚欲脱。

## 四、配伍应用

1. 山茱萸与熟地、山药、茯苓等同用,相得益彰,共奏补益肝肾、益精助阳、固涩缩尿之功,治疗眩晕耳鸣、阳痿早泄、遗精滑精、遗尿尿频。古今久用不衰;与肉桂、附子同用温肾助阳,治疗命门火衰,症见腰膝冷痛,小便频数者。

2. 山茱萸与鹿茸、淫羊藿、仙灵脾、阳起石等相伍,能壮阳补肾,治疗肾虚阳痿、早泄,伴手足冷,腰酸软无力等。

3. 山茱萸入下焦,补肝肾,固冲任而又能止血,与黄芪(重用30～60克)、白术、仙鹤草同用益气以固经,治疗月经过多,崩漏带下;与莲子、芡实、煅龙骨等同用温肾固涩而止带,治疗带下不止,质清稀者。

4. 山茱萸与生地、枸杞子、天花粉等配伍清热养阴,治疗消渴病,辨证属肝肾阴虚,内热伤津者。师用山茱萸与山药(重用30～40克)、黄芪相伍,再加丹参、炙水蛭,益气活血,清热生津,相得益彰,为治消渴病所必选药,如《严冰中医文集》益气活血清热生津汤。

5. 师用山茱萸与黄芪、党参、山药、茯苓、丹参、水蛭、藤梨根、土茯苓等相伍,共奏益肾健脾、活血排毒之效。治疗慢性肾炎"变症"型(相当于西医称之为"肾衰竭"者,师称之为慢性肾炎"变症"型),临床出现"肾绝""关格"等急重危证,如《严冰中医文集》益肾健脾活血排毒汤。

6. 师在他的补肾阴肾阳方中有 90％以上是山茱萸、巴戟天、枸杞子三味药同用,山茱萸味酸涩,性微温,甘温质润。巴戟天甘辛微温,甘润不燥。枸杞子平补肾阴而不伤其阳。三者合用直入肾经,补肾助阳。山茱萸既能益精,又可助阳,为平补阴阳之要药,巴戟天甘辛微温,得萸肉酸助,甘温不燥,益精补阳,枸杞子平补肾阴而不伤其阳,入萸肉巴戟,滋阴升阳。张景岳所云:"善补阴者,当从阳中求之;善补阳者,当从阴中求之。"之旨,是也。三药配伍意取山茱萸微温酸涩,得巴戟天甘味相助,甘温质润,益肾助阳;巴戟天甘辛微温,得萸肉酸助,甘温不燥,益精补阳;枸杞子平补肾阴而不伤其阳,入萸肉巴戟,滋阴升阳,力求平衡。师曰:乃阴中求阳,阳中求阴之最佳择药也。

## 五、临床注意

山萸肉酸涩,凡属下焦湿热,症见小便色黄淋涩不畅涩痛者慎用。

## 六、按语

山茱萸又名山萸肉,性温能补,味酸生津,涩可收敛,归经肝肾,乃肝肾不足之上品。

---

附1:歌赋

### 【山茱萸】

山萸肉酸涩微温, 眩晕耳鸣归肝肾。

遗滑腰酸阳痿症, 消渴经带皆良方。

附2:现代药理研究

据现代药理学研究,山茱萸对痢疾杆菌、金黄色葡萄球菌及堇毛癣菌、流感病毒等有不同程度的抑制作用。 能强心、升压,并能抑制血小板聚集,抗血栓形成。 有降糖、利尿、抗肝损害、升高白细胞、抗氧化等作用。

---

# 五味子

## 一、溯本求源

五味子:源于《神农本草经》。性温,味酸,甘。归肺、心、肾经。功效:收敛固涩,益气生津,补肾宁心。常用量:5~10克,煎服。

## 二、临床主治

久咳虚喘,遗滑尿频,心悸失眠,自汗盗汗,五更泻,消渴等。

## 三、应用指征

久咳久泻;汗出不止;遗精、滑精;津伤口渴;心神不安,夜寐多梦等。

## 四、配伍应用

1. 五味子与党参、黄芪、炙紫菀、款冬花、杏仁等相伍补气敛肺,治疗久咳虚喘,咳声无力,或咳而汗出,或喘而汗出;五味子与山萸肉、紫石英、蛤蚧等配伍,治疗肺肾双亏,肾不纳气。症见咳喘气短,动则喘甚。凡此类咳喘,多病程已久,病久夹瘀,合紫丹参同用,效增。还可和麻黄、细辛、干姜等相伍,散寒温肺,敛肺止咳,散收并用,开中有合,治疗咳喘寒重、痰质清稀者。临床上如都气丸、五味子丸、小青龙汤等皆寓此意,效法皆效。

2. 五味子和补骨脂、肉豆蔻、吴茱萸同伍,温脾肾之阳而助蒸化,涩肠止泻,治疗脾肾阳虚之五更泄泻。如四神丸之意。

3. 五味子与麦冬、丹参、酸枣仁、当归、生地等相伍,宁心安神,用于治疗心悸失眠。因五味子入心肾,既能补益心肾,又能宁心安神,对于心血不足,心肾不交,虚烦心悸,失眠多梦者效佳。

4. 五味子合牡蛎、糯稻根、麻黄根同用,收敛止汗效增,用于治疗自汗、盗汗。五味子五味俱全,以酸为主,又直入肺经,敛肺止汗,故自汗、盗汗皆可用。

5. 五味子与桑螵蛸、龙骨同用涩精止遗,治疗梦遗滑精,遗尿尿频者。五味子甘温而涩,直入肾经,临床用于肾亏精关不固,见有上述之证者,如《世医得效方》桑螵蛸散;兼阴虚相火亢盛,可合知柏同用,滋阴降火,固涩止遗,相辅相承。

6. 五味子与黄芪、山药等相伍,酸甘化阴,益气生津,为治疗消渴病多一法门。对内热阴伤、口渴、消渴病者效佳。

## 五、临床注意

舌苔厚腻兼有湿热病恙者不宜用。

## 六、按语

五味子五味俱全,入肺敛肺止咳,入心宁心安神,入脾涩肠止泻,入肾涩精缩尿。肝肾同源,五味子酸能入肝,肝肾亏虚、流泪不止,亦可用之。

---

附1:歌赋

### 【五味子】

五味子性酸甘温,归经归肺归心肾。

收敛固涩宁心气,久咳虚喘能安宁。

附2:现代药理研究

据现代药理学研究,五味子对神经系统各级中枢均有兴奋作用。 能镇咳祛痰, 降低血压, 利胆, 降低血清转氨酶, 保护肝细胞。 具有提高免疫、抗氧化、抗衰老作用。 对金黄色葡萄球菌、肺炎杆菌、肠道沙门杆菌、绿脓杆菌等均有抑制作用。

---

# 诃 子

## 一、溯本求源

诃子:源于《药性论》。性平,味苦、酸、涩。归肺、大肠经。功效:涩肠止泻,敛肺止咳,利咽开音。常用量:5～10克,煎服。

## 二、临床主治

久泻,久痢,久咳,肺虚咳喘,肠滑泄泻,咽痛,音哑等。

## 三、应用指征

久泻,久痢;久咳,咽痛,失音。

## 四、配伍应用

1. 诃子与焦白术、干姜、罂粟壳、炒陈皮相伍温脾助运,涩肠止泻。治疗久泻久痢,泻下溏薄,带有白冻,腹部隐痛者,证属虚寒者。

2. 诃子与太子参、茯苓、焦白术、陈皮、炒扁豆、薏苡仁、砂仁等合用,健脾益气、涩肠止泻,标本兼施。治疗脾胃虚弱,大便稀溏,次数增至日3～4次者。

3. 诃子与南北沙参、玄参、五味子、桔梗、甘草同用补肺升津,津气足则声扬也。治疗久咳肺虚,失音,喘促短气,声音嘶哑者,属于肺家气阴两虚者。

## 五、临床注意

诃子苦重沉降,酸涩收敛,有敛邪之弊,故外有表证,内有湿热积滞者当忌用。

## 六、按语

止血止泻多炒用,利咽开音,敛肺清热宜生用。诃子性质涩滞收敛,功擅敛肺涩肠,凡属此病机可首选。

附1:歌赋

## 【诃子】

诃子苦涩涩大肠,降火利咽入肺脏。

久泻久痢便血止,肺虚咳喘咽痛瘥。

附2:现代药理研究

诃子有抗动脉硬化、强心作用,有止泻、保肝利胆、抗消化道溃疡作用,有广谱抗菌作用,并有一定的抗真菌作用,有抗氧化、抗诱变作用,还有一定的解痉作用。

# 浮 小 麦

## 一、溯本求源

浮小麦：源于《本草蒙筌》。性凉，味甘。归心经。固表止汗，益气，除蒸。常用量：30～60克，煎服。

## 二、临床主治

心气不足，自汗盗汗。

## 三、应用指征

汗出量多，骨蒸劳热，心中烦乱，睡眠不安等。

## 四、配伍应用

1. 浮小麦与黄芪、煅牡蛎、麻黄根相伍治气虚自汗，如《和剂局方》牡蛎散，是证必选，久用不衰；与五味子、麦冬、地骨皮等相伍治阴虚盗汗，效佳。浮小麦甘凉入心，益心气，敛心液，质轻浮走表，能实腠理，为养心固表之佳品，凡自汗，盗汗皆可应用。

2. 浮小麦常与麦冬、天冬、五味子、生地、西洋参同用，治疗临床阴虚发热，口干无力，心口突突，气不够用者，效好。浮小麦甘凉并济，能益气阴，除虚热，骨蒸劳热。

## 五、临床注意

浮小麦其性平和，无论虚实寒热，皆可用之。

## 六、按语

别小看浮小麦,浮小麦甘凉清淡,其味平和,专归心经。心主气,汗为心之液,凡心气不足,汗液外泄,皆可用之,用量宜大。

附1:歌赋

### 【浮小麦】

浮麦甘寒归心经,固表止汗功独先。

自汗盗汗皆可用,益气除蒸把功建。

附2:现代药理研究

据现代药理研究,浮小麦含淀粉及酶类蛋白脂肪、钙、磷、铁、维生素等营养物质。

# 朱 砂

## 一、溯本求源

朱砂:源于《神农本草经》。性微寒,味甘,有毒。归心经。功效:清心镇惊,安神解毒。内服,宜入丸,散服,每次 0.1~0.5 克;不宜入煎剂,外用适量。

## 二、临床主治

心火亢盛,内扰神明,惊悸、怔忡。癫痫,狂证等。

## 三、应用指征

心神不安,胸中烦热,惊悸不眠;高热神昏、惊厥抽搐;疮疡肿毒者。

## 四、配伍应用

1. 朱砂 0.3 克研末冲服,或入丸用,或朱砂 1 克拌染他药同用。常用丸药中含有朱砂的有朱砂安神丸、磁朱丸、安宫牛黄丸(牛黄丸)、至宝丹、小儿回春丹、天王补心丹等供药用。治疗癫痫、顽固性失眠、神经衰弱、神经官能症等神经、精神病证属中医心火亢盛者。

2. 朱砂拌染茯苓、茯神、麦冬等入煎可增安神之效,用于镇静安眠。

3. 朱砂与黄连、莲心相伍清心镇惊,治疗心火亢盛者,症见烦躁、寐差者。

4. 朱砂与当归、生地、酸枣仁,麦冬(麦冬朱染)相伍,有清心养血安神之功,用于心血虚、心悸、失眠者。

5. 朱砂有解毒之功,治疗疮疡肿毒,与雄黄研末外涂或与黄连、黄芩、黄柏共研细末,未溃者,醋调外敷,药干结即换药再敷,有很好的消肿止痛之功。

## 五、临床注意

朱砂有毒,肝肾功能异常者慎用。内服注意用量,0.1~0.5 克,中病即止,一般 3～5 剂，免致汞中毒。

# 六、按语

朱砂为历代医家常用的金石类药之一，性寒质重，镇心清火，多用于心火亢盛，心神不宁之证。

附1：歌赋

### 【朱砂】

朱砂甘寒还有毒，单入心经把邪逐。

清心定惊安神好，外用更能攻肿毒。

附2：现代药理研究

据现代药理研究，朱砂有镇静催眠、抗惊厥、抗心律失常作用，外用有抑制和杀灭细菌、寄生虫作用。

# 远 志

## 一、溯本求源

远志:源于《神农本草经》。性温,味苦,辛。归心、肾、肺经。功效:安神益智,祛痰开窍,消散痈肿。煎服,常用量5～10克。

## 二、临床主治

失眠、惊悸、癫痫、抽搐、惊风、发狂等。

## 三、应用指征

多梦不寐,健忘惊悸;咯痰色白,痰多黏稠、咳吐不爽;乳房肿痛,咽喉疼痛等。

## 四、配伍应用

1. 远志苦辛性温,性善宣泄通达。入心,能开心气而宁心神,入肾能通肾气而增志不忘。乃交通心肾之要药,与茯神、磁石配伍,可宁心安神,治疗心肾不交之心神不宁、失眠、惊悸者。

2. 远志与苦杏仁、象贝、松贝、桔梗等配伍,共奏化痰止咳平喘之效,尤适用于寒痰、湿痰之咳嗽者。

3. 远志与半夏、菖蒲、礞石、二星、明矾水炒郁金等配伍组方,可逐痰开窍,为治疗癫痫惊狂最佳配伍。

## 五、临床注意

远志助热升阳,痰火内盛慎用,如用当配伍竹茹、天竺黄之类。炙用,用量不宜过大,易伤胃。

## 六、按语

远志苦降辛升,益心脾,有安神益智、祛痰开窍之功。失眠多梦,健忘心悸,神志恍惚或坐卧不安,触事易惊者,临床常用远志选配朱茯神、朱茯苓、龙齿、石菖蒲等镇心宁神,祛痰开窍,不可或缺。

**附 1：歌赋**

### 【远志】

远志药性苦辛温,归经归心归肺肾。

安神益智能祛痰,交通心肾是良方。

**附 2：现代药理研究**

据现代药理学研究,远志有镇静、催眠、抗惊厥、祛痰、镇咳、降压、抗衰老、抗突变、抗癌等作用。

# 夜 交 藤

## 一、溯本求源

夜交藤:源于《何首乌传》。又名首乌藤。性平、味甘。归心、肝经。功效:养血安神,祛风通络。煎剂,常用量 10～30 克。

## 二、临床主治

失眠多梦,头晕;亦治身痛、风疹。

## 三、应用指征

失眠多梦,梦难记忆,血虚身痛以及皮肤瘙痒等。

## 四、配伍应用

1. 夜交藤与合欢皮相须为用,可安神解郁,治疗心神不宁,虚烦不得眠。与首乌同用,可养血安神,治疗阴虚血少,难以入睡,多梦难以记忆者。与珍珠母、龙骨、牡蛎相伍,可滋阴潜阳而安神,治疗阴虚阳亢,头目眩晕,舌红少苔者。

2. 夜交藤与当归、蛇蜕、浮萍等同用,养血通络,祛风止痒,用于治疗皮肤瘙痒,皮色不变者,亦治血虚身痛者。

## 五、临床注意

用于安神,量大效好。治疗皮肤瘙痒,可口服,可煎汤外洗。

## 六、按语

夜交藤即首乌藤,善养心安神,养血通络,祛风止痒。其性平和,安神用量宜大,临床上多应用于失眠病人。

**附1：歌赋**

# 【夜交藤】

夜交藤甘平心肝，安神养心功独擅。

祛风通络能止痛，全在方家一笔统。

**附2：现代药理研究**

据现代药理学研究，夜交藤有镇静催眠作用，对动脉粥样硬化有一定防治作用，并能促进免疫功能。

# 山 楂

## 一、溯本求源

山楂:源于《神农本草经集注》。性微温,味酸,甘。归脾、胃、肝经。功效:消食化积,行气散瘀。常用量:10～15克,煎服。

## 二、临床主治

食积、痰阻、瘀血等证,如胸痹心痛。今之高血压、高脂血症、冠心病等,尤擅于消油腻肉积。

## 三、应用指征

肉食积滞,胃脘胀满,心腹刺痛,疝气疼痛,胸闷心痛者。

## 四、配伍应用

1. 山楂善消食化滞,可治各种饮食积滞,对肉积尤佳,为消化油腻,肉食之积滞之要药,单味药煎服即效。常与莱菔子、炒麦芽、神曲等同用,消食化滞,用于食后脘腹胀满,嗳腐吞酸者。

2. 山楂可化浊降脂,生山楂单用泡茶对于高脂血症有效,加决明子、荷叶,三味泡茶还可减肥。

3. 生山楂择选三七、丹参、川芎、瓜蒌壳、薤白头、川怀牛膝、槐花、地榆等配伍。可治疗冠心病、高血压病等辨证属痰瘀血阻者。

4. 山楂核能行气散结且能止痛,与橘核、荔枝核、小茴香等配伍,治疝气疼痛效好。

## 五、临床注意

胃酸过多慎用。消食炒用,降压降脂活血生用。

## 六、按语

山楂为消饮食积滞所致之食积、痰阻、瘀血等，尤擅于消油腻肉积。山楂入血分，尚有化瘀作用。生用能化瘀降压、消食炒用为佳。

**附1：歌赋**

### 【山楂】

山楂酸甘性微温，归脾归胃入肝经。

消食健胃散瘀血，化浊降脂立新功。

**附2：现代药理研究**

据现代药理学研究，山楂能促进脂肪消化，对胃肠功能有一定调整作用。能保护心肌缺血缺氧，强心、降压、抗心律失常，降脂，抗动脉粥样硬化，降低血清胆固醇及甘油三酯。还能抗血小板聚集、抗氧化、增强免疫、利尿、镇静、收缩子宫、抑菌等。

# 槟榔

## 一、溯本求源

槟榔:源于《名医别录》。性温,味苦,辛。归胃、大肠经。功效:杀虫消积,行气利水,截疟。常用量:5~10克,煎服。

## 二、临床主治

泻痢,水肿,寒湿脚气。绦虫、蛔虫、蛲虫、姜片虫病等肠道寄生虫病。

## 三、应用指征

腹痛腹胀,下痢里急后重,水肿,二便不利,脚气肿痛者。

## 四、配伍应用

1. 槟榔与使君子,苦楝根皮、乌梅等相伍,可杀虫消积,治疗小儿腹痛,大便查出虫卵者。

2. 槟榔与木香、大黄相伍,可行气导滞,治疗积滞泻痢,里急后重,大便不畅。对于腹痛,大便夹有泡沫,黏冻胶固者,亦可用之,如《儒门事案》木香槟榔丸,临床效法效佳。

3. 槟榔与防风、生军、干姜相伍,行气导滞、泻火祛瘀、祛风胜湿、解痉止痛,治疗慢性结肠炎,症见腹泻反复发作,大便黏液黏冻相混,或夹有脓血,病程较长;或有腹痛;或见肠鸣不断,或便前腹痛,大便黏滞难解;或夹有泡沫者,临床效好。

4. 槟榔与茯苓皮、商陆等相伍,行气利水,治疗水肿。气行则血行,"血水同源",血行则水随之而行,共奏利水而肿消之功。如《重订严氏济生方》疏凿饮子,虚证水肿不用此法。

## 五、临床注意

脾虚便溏,气虚下陷者忌用,孕妇慎用。

## 六、按语

槟榔味苦辛,能降能散,温可通经,临床降气破滞,通行导滞,利水消肿,杀虫消积,皆当择用。

---

附1:歌赋

### 【 槟榔 】

槟榔苦辛性微温, 归经胃与大肠经。

杀虫消积能行气, 利水消肿是良方。

附2:现代药理研究

据现代药理学研究,槟榔对蛲虫、蛔虫、钩虫、肝吸虫、血吸虫均有麻痹或驱杀作用;对皮肤真菌、流感病毒、幽门螺杆菌均有抑制作用。

---

# 小蓟

## 一、溯本求源

小蓟:源于《名医别录》。性凉,味甘、苦。归心、肝经。功效:凉血止血,散瘀解毒消痈。煎服,常用量 15～30 克。鲜品适量捣敷外用,可清热消肿。

## 二、临床主治

吐血、衄血、尿血、便血、血淋、崩漏,痈肿热毒,外伤出血。

## 三、应用指征

尿频急痛,诸出血证,痈疮初起局部肿痛未化脓者。

## 四、配伍应用

1. 小蓟其性寒凉,归心肝经,善清血分之热,清热解毒,凉血止血,消肿止痛,治疗诸出血证。小蓟与侧柏叶、茅根相伍以治鼻血,与大蓟、白茅根、花蕊石、生地相伍治尿血。与槐花、地榆相伍,疗痔疮便血,炒后与地榆炭、棕榈炭相伍凉血止血,治妇科崩漏出血,与白及、花蕊石相伍治咳伤肺血,又与仙鹤草相伍,能治各种出血之证,不容小视。

2. 小蓟与山栀、黄芩、二丁相伍,清热解毒消痈,治疗热毒痈肿。若痈疮初起局部肿痛未化脓者,可用鲜大小蓟、生军捣烂外敷,清热消肿,每获良效。

## 五、临床注意

用于凉血解毒消肿宜生用,用鲜品更好。止血宜炒炭用。

## 六、按语

小蓟,性苦凉,主入血分,功专凉血止血,化瘀解毒,凡血热妄行,诸出血证,皆当选用。

附1:歌赋

### 【小蓟、大蓟】

大蓟小蓟归心肝, 止血凉血功独占。

散瘀解毒能消痈, 小蓟痛淋利尿强。

附2:现代药理研究

据现代药理学研究,小蓟能收缩血管,升高血小板数目,促进血小板聚集及增高凝血酶活性,抑制纤溶,从而加速止血。 对白喉杆菌、肺炎球菌、溶血性链球菌、金黄色葡萄球菌、绿脓杆菌、变形杆菌、大肠杆菌、伤寒杆菌等有一定的抑制作用。 还能降脂、利胆、利尿、强心、升压。

## 三七

### 一、溯本求源

三七:源于《本草纲目》。性温,味甘、微苦。归肝、胃经。功效:化瘀止血,活血定痛。常用量:3～9克,煎服。研末吞服,每次1～3克,外用适量。

### 二、临床主治

咯血、吐血、衄血、尿血、便血、崩漏、外伤出血等各种出血症,以及胸痹心痛、跌打损伤、筋伤骨折等。

### 三、应用指征

人体内外各种出血,无论有无瘀滞均可使用,尤以有瘀滞者为宜。瘀血肿痛首选。

### 四、配伍应用

1. 三七既能止血又能活血,止血不留瘀,治疗人体内外各种出血,对瘀滞肿痛者,尤为适合。单打粉即效,口服成人1～3克。外用适量,或用云南白药皆效(内含三七)。

2. 三七与花蕊石、藕节、白及、仙鹤草等同用,治疗内伤出血,如咯血、衄血、吐血。与小蓟、白茅根、仙鹤草同用治疗小便出血;与槐花、地榆、生军炭等同用治疗大便出血;三七打粉外用,或与血竭、骨碎补、自然铜同用治疗外伤出血。以上诸般相伍,皆属常用,且效。

3. 三七打粉单用,或煎剂内服,治疗冠心病、胸痹心痛。与黄芪、人参、五味子相伍,补气活血,治疗心气不足胸痹者;与当归、丹参、阿胶、桂圆相伍,养血活血,治疗心血不足胸痹者;与瓜蒌壳、川芎、薤白头、桂枝相伍,温阳活血,治疗心阳不振胸痹者。与天冬、麦冬、生地相伍,滋阴活血,治疗心阴不足胸痹者。

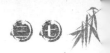

4. 三七加入复元活血汤(柴胡、瓜蒌根、当归、红花、甘草、穿山甲、大黄、桃仁)煎服可增活血化瘀、通络止痛之力,治疗瘀血阻络,气血受阻证,症见胁下疼痛,甚则痛不可忍。收相得益彰之效。

# 五、临床注意

三七苦温,热邪炽盛,阴虚内热者慎用;孕妇当慎用。

# 六、按语

三七,性温不大温,味甘不过甜,微苦不大苦,入血分,归肝经,为活血化瘀、活血止血、消肿止痛之良药。临床应用广泛,有"止血不留瘀,活血不耗血"之妙,故凡瘀血出血、瘀血疼痛,皆当选用。

**附1:歌赋**

## 【三七】

三七性温甘微苦, 活血止血有双功。

体内体外出血症, 虽无瘀象亦可用。

**附2:现代药理研究**

据现代药理学研究,三七能够缩短出血和凝血时间,具有抗血小板聚集及溶栓作用;能够促进多功能造血干细胞的增殖,具有造血功能;能降低血压、减慢心率;能够提高体液免疫功能。 具有镇痛、抗炎、抗衰老,预防肿瘤等作用。

# 仙 鹤 草

## 一、溯本求源

仙鹤草：源于《神农本草经》。性平，味苦、涩。归心、肝经。功效：收敛止血，止痢截疟，补虚。煎服 10～30 克，外用适量。

## 二、临床主治

咯血、吐血、崩漏等病证。是证体虚者，尤为合拍。

## 三、应用指征

各种出血症；劳力过度所致劳伤出血者尤合，现代检查隐血阳性者亦当应用。

## 四、配伍应用

1. 五脏六腑，五官七窍，全身各部出血症，皆可择药配伍而用之，如血热妄行出血者，择选生地、侧柏叶、牡丹皮、白茅根、紫珠草等相伍；气虚性出血者，仙鹤草可选黄芪、党参、白术相伍；血虚者，择选生地、白芍、女贞子、墨旱莲相伍；尿血者，与大小蓟相伍；便血或痔疮出血者，与槐花、地榆相伍；咳血咯血者，与白及相伍；崩漏下血与地榆炭、血余炭相伍，获效满意。

2. 阴痒带证，仙鹤草味苦解毒，杀虫止痒，常与苦参、蛇床子、白鲜皮、黄柏等相伍，煎剂内服，外洗皆效。

## 五、临床注意

仙鹤草又称脱力草，有补虚强身之用，临床血虚出血者，当首选。

## 六、按语

仙鹤草性平和,收敛止血,无论寒热虚实,皆可应用。

附1:歌赋

### 【仙鹤草】

仙鹤草止诸种血, 性平苦涩入心肝。

收敛止血能止痢, 强壮补虚功可参。

附2:现代药理研究

据现代药理学研究,仙鹤草能收缩周围血管,有明显的促凝血作用;能加强心肌收缩,使心率减慢。 对猪肉绦虫、囊尾蚴、幼虫、莫氏绦虫和短壳绦虫有确切的抑杀作用;还有抗菌消炎、抗肿瘤、镇痛等作用。

# 白花蛇舌草

## 一、溯本求源

白花蛇舌草:源于《广西中药志》。性寒,味苦,甘。归胃、大肠、小肠经。功效:清热解毒,利水消积。常用量:15～30克,入煎剂。

## 二、临床主治

热毒所致诸症,如黄疸、热淋、疮疖肿毒、蛇毒咬伤,以及各科肿瘤等。

## 三、应用指征

疮疖肿痛,咽喉红肿疼痛,小便淋沥涩痛,黄疸,皮下、体内结节、肿块等。

## 四、配伍应用

1. 蛇舌草与藤梨根、水红花子、苦参、半夏、黄药子、硇砂等择伍同用,治疗消化系统癌症如食管癌、胃癌、直肠癌、肝癌等,与黄芪、薏苡仁同用,扶正抗癌。

2. 蛇舌草与四草(垂盆草、夏枯草、败酱草、紫草)以及茵陈同用,治黄疸型肝炎。

3. 蛇舌草与小蓟、大蓟、萹蓄同用,治疗热淋,小便不利,黄赤烫人。

4. 蛇舌草与双花、连翘、紫花地丁、黄花地丁、赤芍、丹皮相伍,治疗疮疖肿毒。

## 五、临床注意

其性苦寒,用于治癌,当佐顾护脾胃之味,扶正祛邪。

## 六、按语

白花蛇舌草味苦甘性寒,各种癌症皆可选用或择药配伍应用。

**附 1：歌赋**

## 【白花蛇舌草】

蛇舌草寒味甘苦，归经入胃大小肠。

清热解毒能利尿，黄疸热淋治癌彰。

**附 2：现代药理研究**

据现代药理学研究，白花蛇舌草对金黄色葡萄球菌和痢疾杆菌有微弱抑制作用，有抗炎作用。 对艾氏腹水癌、吉田肉瘤和多种白血病肿瘤细胞均有抑制作用。

# 半枝莲

## 一、溯本求源

半枝莲:源于《江苏植物志》。性凉,味辛,微苦。归肝、肺、胃经。功效:清热解毒,活血化瘀,利尿消肿。煎服,15～30克。

## 二、临床主治

肺癌、胃癌、肝癌、宫颈癌、卵巢癌、痈肿、毒蛇咬伤、血瘀肿毒、肝炎、胆囊炎等等属热毒内蕴者。

## 三、应用指征

疔疮肿痛,乳痈肿痛,大腹水肿,黄疸,小便不利,皮肤湿疮、湿疹及皮肤疥癣等。

## 四、配伍应用

1. 半枝莲治疗肺癌,可与重楼、鱼腥草、白英、山豆根、石上柏等相伍,清热解毒力强;与天龙、铁树叶等相伍,活血解毒力强;与牡蛎、海藻、僵蚕等相伍,解毒散结效好;与五点花(泽漆)、皂角刺、半夏等相伍,化痰消瘀,利水消肿效好。

2. 半枝莲治疗肝癌,可与重楼、苦参、紫草、蛇莓等相伍,清热解毒力增;与水蛭、地鳖虫、王不留行、铁树叶等相伍,清热解毒、活血化瘀,相得益彰;与夏枯草、牡蛎、海藻、昆布、穿山甲等相伍,软坚散结力强。

3. 半枝莲是一种"广谱"抗癌药,各种肿瘤都可配伍应用。

4. 半枝莲择配紫花地丁、黄花地丁、半边莲、重楼、连翘、丹皮、赤芍凉血活血、解毒消肿,用于治疗肿毒、肠痈、毒蛇、毒虫咬伤。鲜半枝莲洗净捣烂外敷治疗毒蛇咬伤,方便有效。

5. 半枝莲择配茵陈、山栀、垂盆草、蛇舌草、紫草、地鳖虫、炙水蛭、生麦芽、泽漆等,治疗肝炎、肝肿大、肝硬化腹水,师用效切。

## 五、临床注意

抗癌治疗用量宜大。

## 六、按语

半枝莲味辛性凉,入气分清肺热毒,入血分清肝肾热毒,因其归经,直达病所。功擅清热解毒,利水消肿,活血凉血。

---

附1:歌赋

### 【半枝莲】

半枝莲辛微苦凉,归经归入胃肝肺。

清解活血能利水,临床能抗各种癌。

附2:现代药理研究

据现代药理学研究,半枝莲有抑制肿瘤增殖作用,还有止咳、平喘、祛痰、利尿作用。 对金黄色葡萄球菌、福氏痢疾杆菌、伤寒杆菌、绿脓杆菌、大肠杆菌有抑制作用。

---

# 重楼

## 一、溯本求源

重楼:源于《神农本草经》。又名蚤休、七叶一枝花。性微寒,味苦,有小毒。归肝经。功效:清热解毒,消肿止痛,息风定惊。常用量:3～9克,煎服,治癌可增至15～30克。

## 二、临床主治

脑肿瘤、白血病、肺癌、肝癌、骨肉瘤、恶性淋巴瘤及良性肿瘤,热毒恶疮,高热惊风等。

## 三、应用指征

痈疽疔毒,毒蛇咬伤;咽喉肿痛,瘰疬痰核;小儿热极生风,手足抽搐;外伤出血,跌打损伤,无名肿痛,良性、恶性肿块。

## 四、配伍应用

1. 重楼治脑肿瘤,常与牛黄、苍耳草等同用,以增强清热解毒之力;亦可与天龙、蜈蚣、全虫等同用,清热解毒,活血化瘀,搜风活络,镇痉止痛熔为一炉。

2. 重楼治白血病,常与山豆根、牛黄、青黛、紫草、墓头回等同用,增强清热解毒之力;与天冬、藏红花等相伍滋阴扶正,活血养血。

3. 重楼治骨肉瘤,与苍耳子相伍,增强清热解毒之力;与地鳖虫、蜂房等相伍,解毒化瘀,相得益彰;与补骨脂、刺五加、寻骨风、白花蛇、防己相配,可扶正抗癌。应用时辨病辨证,各取所需,择优选方。

4. 重楼治疗恶性淋巴瘤和良性肿瘤,常与天葵子、天龙、山慈菇、穿山甲、海藻、昆布、僵蚕、了哥王、野葡萄根、龟板等择伍,清热解毒,软坚散结,利水渗湿,扶正抗癌,各得其所。

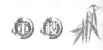

总之,临床各种肿瘤皆可在识病辨证的基础上,用重楼与之相伍。

## 五、临床注意

重楼有毒,中毒量为 60 克。体虚、无热毒者慎用,孕妇忌服。

## 六、按语

重楼有较强的清热解毒作用,各种肿瘤皆可选用,因其能镇痉,故为脑肿瘤所常用。

---

附 1:歌赋

### 【重楼】

重楼苦寒有小毒, 归肝清热善解毒。

多种癌症皆堪治, 消肿止痛还定惊。

附 2:现代药理研究

重楼有广谱抗菌作用,对痢疾杆菌、伤寒杆菌、大肠杆菌、肠炎杆菌、绿脓杆菌、金黄色葡萄球菌、溶血性链球菌、脑膜炎双球菌等均有不同程度的抑制作用,尤其对化脓性球菌的抑制作用优于黄连;对亚洲甲型流感病毒有较强的抑制作用;所含甾体皂苷和氨基酸有抗蛇毒作用。重楼有明显的止血作用及抗肿瘤作用。

# 藤 梨 根

## 一、溯本求源

藤梨根:源于《河南中草药手册》。性寒,味甘酸。归胃、肝、膀胱经。功效:清热解毒,祛风除湿,利尿。常用量 15～30 克。

## 二、临床主治

胃癌,食管癌,肠癌,慢性肾炎,痹症等。

## 三、应用指征

痈疽疮疡,风湿痹痛,黄疸,小便短赤,食管、胃肠肿瘤者。

## 四、配伍应用

1. 胃癌:藤梨根与铁树叶、楤木相伍活血化瘀;与海藻、黄药子相伍化痰软坚;与薏仁、半边莲相伍利水渗湿。胃喜润恶燥。是药味酸甘性寒,故胃癌首选、肝癌可用。

2. 食管癌:藤梨根与天龙、山慈菇、皂角刺相伍活血散结,化痰软坚,清热必用。

3. 肠癌:藤梨根与莪术、楤木、半边莲、薏仁相伍活血化瘀,化痰渗湿,畅理肠道,乃最优组合。

4. 藤梨根味甘性寒,直入膀胱利尿解毒,师常用于治疗慢性肾炎,对排除肾炎病人体内的湿毒、溺毒、水毒等诸毒效好,有利于提高机体的活力。

5. 藤梨根配伍茵陈蒿、小蓟、萹蓄,治疗湿热黄疸,小便黄赤者效佳。

6. 藤梨根配伍威灵仙、海风藤、鹿衔草、薏仁,治疗风湿痹证,可增强祛风除湿、止痛之效。单味药泡酒治疗风湿痹证、筋骨疼痛亦效,用量:藤梨根 100 克加白酒 500 克浸泡,每日一次,每次 30 克。

## 五、临床注意

胃寒泛酸者慎用。

---

附 1：歌赋

### 【藤梨根】

藤梨根寒味甘酸，入肝入胃膀胱通。

解毒除湿能利尿，亦治胃肠食管癌。

附 2：现代药理研究

据现代药理学研究，藤梨根有抗肿瘤作用，对胃癌、食管癌疗效明显。

---

# 天　葵

## 一、溯本求源

天葵：源于《滇南本草》。性寒，味微甘苦，有小毒。归心、小肠经。功效：清热解毒，散结消肿。块根煎服，常用量5～10克。

## 二、临床主治

肾癌、膀胱癌、前列腺癌、乳腺癌以及痈疽疮毒、热淋、砂淋等。

## 三、应用指征

尿频急痛，小便短赤，或夹有砂石，咽喉疼痛，乳房结块疼痛者。

## 四、配伍应用

1. 天葵治癌，多作配用。与海藻、夏枯草、天龙、山慈菇、僵蚕、猫爪草等择伍治急性恶性淋巴瘤；与浙贝、穿山甲、瓜蒌壳、蒲公英等相伍治乳癌；与半边莲、龙葵、马鞭草、凤尾草、瞿麦、野葡萄藤、小蓟、石韦、土茯苓等择伍治膀胱癌有效；与半枝莲、蜂房、鹅不食草、石上柏、苍耳子、铁树叶等配伍治鼻咽癌效佳。

2. 天葵与银花、连翘、紫花地丁、黄花地丁、漏芦、重楼、丹皮、夏枯草、玄参、射干、挂金灯择伍应用治疗痈疽疮毒、乳痈、喉痹、瘰疬等属热毒内蕴者。

3. 天葵与大、小蓟，瞿麦，海金沙，鱼脑石，地肤子，滑石，白茅根等择伍，清热解毒，利尿通淋，治疗热淋、砂淋。

## 五、临床注意

脾胃虚寒者慎用。

## 六、按语

天葵味微甘苦,归心、小肠。功能清热解毒、散结消肿,临床治癌多配伍应用。

---

附1:歌赋

### 【天葵】

天葵微苦其性寒,归经入心入小肠。

清热解毒治肿瘤,痈疽疮瘰皆入方。

附2:现代药理研究

据现代药理学研究,天葵对金黄色葡萄球菌有抑制作用。

---

# 蛇 莓

## 一、溯本求源

蛇莓:源于《别录》。性寒,微酸甘。归肺、胃、肝经。功效:清热解毒,散热消肿,止咳止血。常用量:10～15克。

## 二、临床主治

肺癌、胃癌、肝癌、宫颈癌、鼻咽癌、甲状腺癌、声带癌及良性肿瘤;痈肿疔毒;风热咳嗽;血热崩漏。

## 三、应用指征

咳嗽痰黄或痰中夹血,咽喉肿痛,局部红肿疼痛,或女子崩漏,血色红者,蛇虫咬伤,良性、恶性肿瘤者。

## 四、配伍应用

1. 蛇莓与蚤休、凤尾草、石上柏等配伍治肺癌,清热解毒力增;与藤梨根、芙蓉叶等配伍治胃癌,清热解毒,效好;与蚤休、紫草、水蛭、地鳖虫、铁树叶等配伍治肝癌,解毒化瘀有效;与墓头回、苦参、椿根皮、水杨梅根等配伍治宫颈癌,以增强清热解毒之力;与石上柏、苍耳子、铁树叶等配伍治鼻咽癌,清热解毒,活血化瘀力强。

2. 蛇莓与紫花地丁、黄花地丁、蚤休、玄参、挂金灯、山豆根、铁树叶、楤木、双花、连翘、土茯苓、紫草等择选相伍治疗痈肿疔毒、咽喉肿痛、脓疱疮等热毒证,临床效增。

3. 蛇莓与桑叶、菊花、桔梗、连翘、双花、前胡、杏仁等择伍治疗风热咳嗽。

4. 血热崩漏,蛇莓与生地、山栀、黄芩、仙鹤草等择伍凉血止血。

## 五、临床注意

老年、体弱者不宜长期大量服用。

## 六、按语

蛇莓味苦能降,性寒能清,乃清热解毒之上品。

---

附1:歌赋

### 【蛇莓】

蛇莓苦寒肺胃肝,清热解毒肿瘤参。

咳嗽崩漏皆堪治,痈肿疔毒是良方。

附2:现代药理研究

据现代药理学研究,蛇莓有抗肿瘤作用,对金黄色葡萄球菌,脑膜炎双球菌、痢疾杆菌、伤寒杆菌、白喉杆菌有抑制作用。

---

# 石见穿

## 一、溯本求源

石见穿:源于《本草纲目》。又名紫参。性平,味苦、辛。归肝经。功效:清热解毒,活血化瘀,散结消肿。煎服,常用量 15～30 克。

## 二、临床主治

肝癌、食管癌、贲门癌、胃癌、肠癌、肝炎等。

## 三、应用指征

痈肿、结节,癥积痞块,噎膈,吞咽不利,腹痛便血者。

## 四、配伍应用

1. 石见穿治肝癌,常与蛇莓、重楼等相伍,活血解毒;与八角莲、水蛭、铁树叶等相伍,活血化瘀;与夏枯草、海藻、昆布等相伍,软坚散结;与黄芪、龟甲、鳖甲等相伍,扶正抗癌。

2. 石见穿治食管癌、贲门癌、胃癌,与石燕、藤梨根等配伍,清热解毒;配山慈菇、皂角刺、硇砂、黄药子等软坚化痰。

3. 石见穿治肠癌,常与石打穿、苦参、凤尾草、椿根皮、藤梨根等相伍,清热解毒;与山栀、莪术、鸟不宿等相伍,活血化瘀;与黄药子、皂角刺等配伍,化痰软坚;与半边莲、薏仁、薛荔果配伍,扶正抗癌。总之,临床凡癌症皆可用石见穿配伍,以增疗效。

4. 石见穿治肝炎,在辨证方中与四草,即白花蛇舌草、紫草、垂盆草、夏枯草配伍,共奏清热解毒之功。治痈肿疼痛与银花、连翘、二丁相伍,清热消肿止痛。

## 五、临床注意

石见穿药性虽较为平和，但孕妇仍应慎用。

---

附1：歌赋

### 【石见穿】

紫参正名石见穿，苦辛性平入肝经。

活血化瘀能解毒，各种肿瘤都可用。

古今还治痈肿毒，临床肝炎亦奏功。

附2：现代药理研究

据现代药理学研究，石见穿应用于各种癌症有效。

# 水 蛭

## 一、溯本求源

水蛭:源于《神农本草经》。性平,味咸、苦。有小毒。归肝经。功效:破血逐瘀,通经消癥。常用量:5~10克,煎服。

## 二、临床主治

癥瘕痞块,中风偏瘫,跌打损伤,闭经,肝硬化、肝癌、宫颈癌、卵巢癌等。

## 三、应用指征

腹部癥积,触及疼痛,皮肤甲错,面色晦滞,双目黯黑,或跌打损伤,瘀肿疼痛,或女子经闭,中风偏瘫。

## 四、配伍应用

1. 水蛭咸苦入血通经,主归肝经,与虻虫、桃仁相须为用,共奏破血逐瘀之功,治疗癥瘕痞块,即今之肝硬化、脾肿大、肝癌,如《伤寒论》抵当汤,古今效法,久用不衰。体虚者可配人参、当归等补益气血,如乡贤吴鞠通《温病条辨》中化癥回生丹。

2. 水蛭与地鳖虫、自然铜、苏木等同用治疗跌打损伤,可活血散瘀,消肿止痛;水蛭与地龙配伍活血通络,可治中风偏瘫。

3. 水蛭与地黄相伍活血滋阴,如地黄通经汤,可治血瘀经闭,脐腹隐痛者;水蛭与虻虫、土鳖虫、大黄、干地黄等同用,如《金匮》大黄䗪虫丸活血逐瘀,治疗正气虚损,瘀血内停,形体虚羸,皮肤甲错,两目黯黑者,古今皆用。

4. 临床治癌,水蛭与重楼、蛇莓(蛇草果)、望江南、紫草等配伍,既能清热解毒,又能逐瘀排毒;常与夏枯草、穿山甲、海藻等相伍,软坚散结;与龟甲、鳖甲、薜荔果、黄芪相伍,扶正抗癌;水蛭与苦参、墓头回、椿根皮、泽漆等相伍,活血化瘀,利水解毒,治宫颈癌、卵巢癌;与八角莲、地鳖虫相伍,增强活血逐瘀之力;与穿山甲、皂

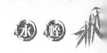

角刺、楤木相伍,增强软坚散结之力;与半夏、了哥王、皂角刺、天南星等相伍,活血化瘀,化痰散结,相得益彰;与土茯苓、薏仁、铁树叶等相伍,活血利水,渗湿消肿效好。凡此当辨病辨证两相结合。方能药到症减,逐渐向愈。

## 五、临床注意

《内经》:"咸味涌泻为阴"。水蛭阴药,素体脾胃虚弱,大便溏泄者,当慎用。

## 六、按语

水蛭味咸苦,行血分,性平无寒热之偏。破血逐瘀力强,凡属恶血、痰瘀互结者皆可选择。

---

**附 1:歌赋**

### 【水蛭】

水蛭咸苦平入肝,逐瘀消癥能治癌。

破血通经外伤用,中风偏瘫亦建功。

**附 2:现代药理研究**

据现代药理学研究,水蛭有抗凝血作用,改善微循环,抗早孕作用。对肿瘤细胞有抑制作用。

---

# 铁 树 叶

## 一、溯本求源

铁树叶:源于《药性考》。性微温,味甘,归胃经。功效:活血消肿,化痰和胃。常用量:15～30克,煎服。

## 二、临床主治

胃癌、肝癌、肺癌、鼻咽癌、子宫癌以及寒瘀胃痛、血瘀闭经等。

## 三、应用指征

脘胁滞痛;鼻咽不利,干涩疼痛;咳嗽,痰中夹有血丝;带下见红,或下流似经非经,如屋漏水者。

## 四、配伍应用

1. 铁树叶治疗胃癌,在辨证方中与芙蓉叶、漏芦、藤梨根等配伍,温胃化痰;与天龙、棱术等配伍,活血化瘀;与海藻、昆布等配伍,化痰散结;与半夏、黄药子、瓜蒌、陈皮配伍,化痰和胃;与黄芪、党参、薜荔果、薏仁配伍,扶正抗癌。

2. 铁树叶治疗肺癌,在辨证方中与凤尾草、石上柏、重楼、肺形草相伍,清热解毒;与天龙、蜂房配伍,活血化瘀;与牡蛎、僵蚕、海藻、昆布相伍,散结软坚;与半夏、皂角刺、天南星配伍,化痰散结,各得其所。

3. 铁树叶与石上柏、苍耳子配伍,清热解毒,可用于鼻咽癌、肝癌、绒毛膜上皮癌的治疗。

4. 铁树叶与三棱、莪术、瞿麦等相伍,熔活血化瘀,软坚散结,利水渗湿于一炉,用于治疗子宫癌,乃最优药选。

## 五、临床注意

铁树叶用于抗癌治疗,用量可至 30 克/剂。

## 六、按语

铁树叶甘温性缓,入胃经,性温助行,活血消肿又能化痰。

---

**附 1:歌赋**

### 【铁树叶】

铁树叶甘性微温, 活血化痰入胃经。

胃肝肺癌鼻咽癌, 吐血胃痛经闭良。

**附 2:现代药理研究**

据现代药理学研究,铁树叶有抗癌、抗肿瘤作用。

---

# 天 龙

## 一、溯本求源

天龙：源于《本草纲目》。又名壁虎、守宫。性寒，味咸。有小毒。归心、肝经。功效：祛风定惊，化瘀散结。1～2条煎服，1～1.5克研末吞服。

## 二、临床主治

食管癌、胃癌、肺癌、恶性淋巴瘤、脑肿瘤等；瘰疬；癫痫、惊风、关节炎。

## 三、应用指征

惊风抽搐，癫痫发作，风湿性关节疼痛。或见瘰疬结核、癌肿等。

## 四、配伍应用

1. 天龙与藤梨根、芙蓉叶相伍，清热解毒；与水蛭、急性子相伍，活血化瘀；与山慈菇、海藻、昆布相伍，软坚散结；与半夏、黄药子、皂角刺、硇砂相伍，和胃化痰；与黄芪、人参、灵芝等配伍，扶正抗癌。在辨证方中用于治疗食管癌、胃癌，证属所述者。

2. 天龙与重楼、天葵子配伍，清热解毒；与羊蹄根相伍，活血化瘀；与山慈菇、穿山甲、猫爪草、僵蚕、海藻配伍，软坚散结；与了哥王、野葡萄藤配伍，利水渗湿；与龟板、鳖甲配伍，扶正抗邪。用于辨证治疗恶性淋巴瘤，不可或缺。

3. 天龙有较强的化瘀散结作用，各种肿瘤皆可选用，尤能祛风镇痉，故为脑肿瘤所常用。治脑肿瘤，常与蜈蚣、全虫相伍，活血化瘀效好；或与重楼同用，增清热解毒之功（附：天龙打粉1～1.5克，吞服，煎服1～2条；蜈蚣打粉0.6～1克，煎服3～5克；全虫打粉1.5～3克，煎服5～10克）。

4. 本品为民间治疗各种肿瘤常用药，对食管癌吞咽梗阻有效；民间用天龙干货去头足，烘焙干打粉，日一条，治疗小儿颈下瘰疬效切，吾师常用，每获佳效。

## 五、临床注意

血虚气虚者慎用。

## 六、按语

天龙寒能清热解毒，咸能软坚散结，化痰力强，用于瘰疬、痈疮、肿瘤，皆当选之。

---

附1：歌赋

### 【天龙】

天龙又名叫守宫，咸寒心肝有小毒。

化瘀散结治癌肿，祛风定惊皆见功。

附2：现代药理研究

据现代药理学研究，天龙有抗肿瘤、平喘、预防和治疗骨质疏松，降血压，抗惊厥和溶血作用，对中枢神经系统具有镇静催眠的作用。

---

# 斑 蝥

## 一、溯本求源

斑蝥:源于《本经》。性温,味辛。有毒。归肝、胃经。功效:破癥散结,攻毒蚀疮。大者一只,小者二只。外用适量。

## 二、临床主治

肝癌、胃癌、食管癌、贲门癌、肺癌、乳腺癌、癥瘕积聚、瘰疬顽癣等。

## 三、应用指征

癥瘕,经闭,顽癣,瘰疬,皮肤瘙痒,痈疽不溃,恶疮死肌者。

## 四、配伍应用

1. 斑蝥 1 只置鸡蛋内煮食,用于治各种癌肿,尤以肝癌为宜。
2. 仿《外科全生集》癣酒法,用斑蝥泡酒外搽,对顽固牛皮癣有止痒脱痂效果,临床效切。

## 五、临床注意

斑蝥有大毒,作散剂内服,用量限一个,去头、足、翅焙后研粉。可治肝癌、胃癌,若引起呕吐,胃部不舒,火烧火燎地疼痛,当即停药,不良反应即渐消失。内服慎用。现代用量提倡:0.03~0.06 克,作丸、散服。孕妇忌用。

附1:歌赋

## 【斑蝥】

斑蝥肝胃辛温毒，破癥散结蚀疮瘤。

肝胃食管贲门癌，乳癌肺癌皮肤癌。

恶疮瘰疬皆堪用，外用内服慎之详。

附2:现代药理研究

据现代药理学研究，斑蝥能抑制食管癌、贲门癌、胃癌、肝癌等肿瘤细胞的代谢。

# 山 慈 菇

## 一、溯本求源

山慈菇：源于《本草拾遗》。性凉，味甘微辛，有毒。归肝脾经。功效：软坚散结，解毒。常用量：5～15克，煎服。

## 二、临床主治

乳腺癌必用，亦治鼻咽癌、肺癌、食管癌、宫颈癌、皮肤癌以及瘰疬痰核、癥瘕痞块、肝脾肿大、肝硬化等。

## 三、应用指征

痈肿疔毒，颈下瘰疬，乳中痰核，结节肿块，蛇虫咬伤，咽干舌燥，咳嗽带血，吞咽困难，阴道下如屋漏水，查示体内癥积肿块者。

## 四、配伍应用

1. 山慈菇与芙蓉叶、蛇莓、漏芦等相伍，清热解毒力增；与王不留行、蜂房相伍，化瘀散结力强；与夏枯草、穿山甲、猫爪草、皂角刺、瓜蒌相伍，可增强化痰软坚散结之力。用于辨证治疗乳腺癌、咽癌、肺癌、食管癌、宫颈癌、皮肤癌等有效。

2. 山慈菇与贝母、海藻、昆布、守宫相伍，可治疗瘰疬痰核，即现代医学称之为小儿颈下淋巴结肿大者，和三棱、莪术、白术、胡黄连相伍，也治小儿肠系膜淋巴结肿大。

3. 山慈菇择选地鳖虫、炙水蛭、穿山甲、浙贝、夏枯草相伍，共奏解毒消肿活血散结之功，治疗癥瘕痞块，即现代医学之肝脾肿大、肝硬化等，将协同观、优选观熔为一炉，则更加贴切病机。如见有腹水可加蝼蛄以增排水之力。

## 五、临床注意

《中国药典》2005 年版将兰科植物杜鹃兰、独蒜兰或云南独蒜的干燥假鳞茎定为山慈菇的正品。临床运用当与"光慈菇"鉴别（光慈菇甘、寒，有毒。功能散结化痰，消肿。为百合科植物老鸦瓣和丽江山慈菇的鳞茎）。

## 六、按语

山慈菇性凉，味辛甘有毒，功擅清热解毒，软坚散结，以毒攻毒，有抗肿瘤功效。脾胃虚弱者，注意配伍，顾护脾胃。

附 1：歌赋

### 【山慈菇】

山慈菇凉微辛甘，化痰软坚归脾肝。

癥瘕瘰疬痰核用，清热解毒广治癌。

附 2：现代药理研究

据现代药理学研究，山慈菇有镇静、催眠、抗肿瘤作用。

# 黄药子

## 一、溯本求源

黄药子:源于《开宝本草》。又名黄独。性寒,味苦,有小毒。归肺、肝经。功效:散结消瘿,凉血解毒。常用量:10～15克,煎服。

## 二、临床主治

甲状腺癌、消化系统癌(食管癌、胃癌、肝癌、直肠癌)、瘿瘤、乳腺肿瘤。

## 三、应用指征

甲状腺肿大,淋巴结肿大,咽喉肿痛,吐血,咯血,癌肿,疮疖等。

## 四、配伍应用

1. 黄药子与蛇莓配伍,清热解毒力强;与海藻、昆布、水红花子、山慈菇、猫爪草择配,化痰软坚散结力强,师用于辨证治疗甲状腺肿瘤效佳。

2. 黄药子与白花蛇舌草、薏苡仁、龙葵、八月札、肿节风、大黄等择伍,将消肿散结、清热解毒、活血化瘀熔为一炉,多用于治疗消化系统癌肿。

3. 黄药子与海藻、昆布、牡蛎、瓦楞子等择伍,治疗瘿瘤结肿,如消瘿汤,师常效法用之。缺碘性甲状腺腺瘤,用之亦效。

4. 黄药子与蒲公英、漏芦、蛇莓、猫爪草相伍,可凉血解毒,消肿止痛,师用于治疗乳房肿瘤,不可或缺。

## 五、临床注意

因其苦寒,可引起吐泻腹痛,对脾胃虚弱,肝脏损害的病人慎用。如用当配以顾护脾胃之味,如白术、陈皮、山药、茯苓之类。

## 六、按语

　　黄药子性寒味苦,能消能降,入肺气分,入肝血分,清热化痰,散结消肿,凉血解毒,是证当用。

附1:歌赋

### 【黄药子】

　　　　黄独苦寒归肺肝,散结消瘿解毒良。

　　　　食管胃肝直肠瘤,还治甲状腺体瘤。

　　　　凉血能止吐衄血,辨证配伍需定详。

附2:现代药理研究

　　现代药理学研究,黄药子有抗肿瘤作用、止血作用,对多种皮肤真菌均有不同程度的抑制作用。

# 露 蜂 房

## 一、溯本求源

露蜂房:源于《神农本草经》。性平,味辛,有毒。归肝、胃经。功效:攻毒,祛风、止痛。常用量:3～6克,煎服,外用适量。

## 二、临床主治

乳腺癌,牙痛。

## 三、应用指征

疮肿初发,瘰疬,癌肿;风湿痹痛;牙痛;风疹瘙痒。

## 四、配伍应用

1. 蜂房与漏芦、蛇莓、蒲公英配伍,清热攻毒力增;蜂房与留行子、莪术配伍,活血化瘀力强;蜂房与山慈菇、穿山甲、猫爪草相伍,软坚散结力强;与瓜蒌、皂角刺、黄药子相伍,化顽痰稠痰力好;与天冬、薜荔果相伍,扶正抗癌(以上参考《中医二论五病说》瓜蒌留行芙蓉汤)。

2. 牙痛:蜂房10克,煎水含漱,稍停片刻,牙痛即止,止即吐出,或痛再漱,漱后再吐,直至痛止,勿咽,蜂房有毒,吐出为好。

3. 近人验方软坚丸,蜂房与全蝎、僵蚕、山慈菇等配伍,治食管癌、胃癌、肝癌、肺癌等有效(供参考)。

## 五、临床注意

蜂房有毒,内服用量不宜过大,有资料表明,其挥发油毒性很强,能引起急性肾损害。

## 六、按语

蜂房有毒,以毒攻毒,功擅消肿解毒,活血止痛,主要用治乳癌,亦用于治疗食管癌、胃癌、鼻咽癌等。

附1:歌赋

### 【露蜂房】

蜂房辛平归肝胃,攻毒祛风能止痛。

食管肺胃乳腺癌,牙痛含漱显效来。

附2:现代药理研究

据现代药理学研究,蜂房有抗癌、抗菌、镇痛作用,促进血液凝固作用,提取物有降压、扩张血管及强心作用。

# 硇 砂

## 一、溯本求源

硇砂:源于《新修本草》。性温,味咸,苦,辛,有毒。归胃、肺经。功效:消坚化瘀,攻毒蚀疮,化痰利咽。内服,每次 0.3～0.6 克,作丸、散服。外用适量。

## 二、临床主治

食管癌、贲门癌、胃癌、直肠癌、乳腺癌以及喉痹等。

## 三、应用指征

癥瘕积聚,噎膈反胃,进食不顺,或吞咽困难,喉痹肿痛,瘰疬者。

## 四、配伍应用

1. 食管癌、贲门癌、胃癌:在辨证用药和其他抗癌药治疗中,用硇砂一味,散剂冲服,每次 0.3～0.5 克,一日一次,或一日两次。化痰消坚,畅道利膈。

2. 食管癌:硇砂 30 克,月石 30 克,朴硝 30 克,冰片 3 克,降香 30 克,共研末,每次 3 克。口含缓缓化咽下,每日 3 次(见《实用抗癌药物手册》)。

3. 用治食管癌,对患者自觉食道火热感、灼痛、吞咽困难、气阻上逆、呕吐痰涎者,师还常用硇砂 0.3～0.5 克,与硼砂 3 克相配冲服,利咽凉膈,清热解毒,化痰蚀疮,有利进食。

## 五、临床注意

硇砂有毒,内服用量不宜大,作丸、散服用。不入煎剂。

# 六、按语

硇砂味咸软坚,苦降燥湿,辛温能行,咸能消坚散结,活血攻毒,化痰散结,用时注意用法用量。

附1:歌赋

## 【硇砂】

硇砂性温有小毒,味辛苦咸归肺胃。

软坚化痰蚀疮毒,化痰利咽也有功。

今治胃肠食管癌,还有女子乳腺癌。

临床配用虽有效,因其有毒当慎用。

附2:现代药理研究

据现代药理学研究,硇砂能增加支气管黏液的分泌,刺激胃肠蠕动和分泌,有利尿作用。 尚有抗肿瘤作用。